# CONTRIBUTION A L'ÉTUDE EXPÉRIMENTALE DES EFFETS DE L'HÉDOXAL

IMPRIMERIE W. KÜNDIG & FILS

TRAVAIL FAIT AU LABORATOIRE DE THÉRAPEUTIQUE EXPÉRIMENTALE
DE L'UNIVERSITÉ DE GENÈVE

# CONTRIBUTION

A

## L'ÉTUDE EXPÉRIMENTALE

DES

# EFFETS DE L'HÉDONAL

THÈSE

PRÉSENTÉE A LA FACULTÉ DE MÉDECINE DE L'UNIVERSITÉ DE GENÈVE
POUR OBTENIR LE GRADE DE DOCTEUR EN MÉDECINE

par

**Vassil St. KOJOUCHAROFF**
de Haskovo (Bulgarie)

GENÈVE
HENRY KÜNDIG, LIBRAIRE-ÉDITEUR
11, Corraterie

1902

THÈSE N° 2

*La Faculté de Médecine autorise l'impression de la présente thèse, sans prétendre par là émettre d'opinion sur les propositions qui y sont énoncées.*

Le Doyen de la Faculté,

Dr A. ETERNOD, prof.

Genève, le 17 janvier 1902.

*A mon maître*

*M. le professeur A. Mayor*

*hommage respectueux.*

*Que Monsieur le D^r B. Wiki, assistant au laboratoire de Thérapeutique expérimentale de l'Université de Genève, veuille bien recevoir nos remercîments pour les conseils bienveillants qu'il n'a cessé de nous donner au cours de nos expériences.*

*A la mémoire*

*de*

*ma Mère.*

*A la mémoire*

*de*

*mon Père.*

# CONTRIBUTION A L'ÉTUDE EXPÉRIMENTALE

DES

# EFFETS DE L'HÉDONAL

## PREMIÈRE PARTIE

### Travaux antérieurs.

L'éthyluréthane qui, en 1885, fut recommandé par Schmiedeberg, comme représentant d'un nouveau groupe d'hypnotiques, n'a pas pu garder sa place vu l'insuffisance de son intensité sur l'homme [1].

Dreser et Bonhœffer [2], pour augmenter l'intensité de l'action hypnotique, tentèrent de remplacer le groupe éthyle par des radicaux d'alcools supérieurs.

Ces uréthanes substitués furent soumis à des recherches pharmacologiques mais, vu leur solubilité très faible, ne se sont pas montrés utilisables, dans la pratique. Seul le méthylpropylcarbinoluréthane sembla posséder les qualités d'un bon hypnotique.

[1] Dreser (H.). Ueber ein Hypnoticum aus der Reihe der Urethane. Vortrag auf der Vers. Deutscher Naturforscher und Aerzte gehalten am 17.-23. September 1899 München. — Goldmann (F.). Ueber ein neues Hypnoticum aus der Gruppe der Urethane, das Hedonal. *Therapeutische Monatshefte*. Berlin 1900. December. Jahrgang XIV. page 666.

[2] Dreser. *Loc. cit.*

Ce corps, appelé « hédonal » (ἡδὺς agréable) par ses inventeurs, fut mis à la disposition de la maison d'aliénés de Daldorf par la fabrique de matières colorantes Friedrich Bayer et C^e dans le but d'en faire l'essai. L'hédonal fut examiné, au point de vue de son utilisation possible chez l'homme, par Nawratzki et Arndt[1] sous la direction de leur chef le D^r Sander. La constitution de l'hédonal, ainsi que nous le trouvons indiqué dans leur travail, s'explique par les formules suivantes qui montrent les relations du corps nouveau avec l'uréthane :

1. $CO\langle^{OH}_{OH}$ — acide carbonique.

2. $CO\langle^{NH_2}_{OH}$ — acide carbamique.

3. $CO\langle^{NH_2}_{O\ (C_2H_5)}$ — éthyléther de l'acide carbamique = uréthane.

4. $CO\langle^{NH_2}_{O\ \{CH_3,\ CH,\ C_3H_7\}}$ — méthylpropylcarbinol-uréthane = hédonal.

Cette formule permet de considérer l'hédonal comme un uréthane dans lequel le radical éthyle est remplacé par le radical du pentylalcool, méthylpropylcarbinol.

L'hédonal se présente sous forme d'une poudre blanche cristalline, à odeur faiblement aromatique, d'une saveur particulière, brûlante, ressemblant à celle de la menthe. D'après le D^r de Moor[2] l'hédonal fond à 76° c., ce qui permet de vérifier son état de pureté. Dans l'eau froide, il n'est pas soluble; cependant il se dissout facilement dans l'eau bouillante et dans l'alcool à 50 % (Nawratzki et Arndt). A 33° c. l'eau en dissout 1 % et à 50° c., 2 % (Nawratzki et Arndt, de Moor); c'est surtout sous

[1] Nawratzki und Arndt. Ueber das Hedonal. *Therapeutische Monatshefte*, Juli 1900, J. XIV, page 372.

[2] Moor (L. de). Un nouvel hypnotique, l'hédonal. *Belgique Médicale* 1900.

cette forme que se manifeste son goût caractéristique. L'addition d'un peu d'alcool favorise la solubilité. Par ébullition avec les alcalis (potasse par exemple), l'hédonal se décompose en carbonate de potasse, ammoniaque et méthylpropylcarbinol (de Moor) :

$$CO\begin{cases}NH_2\\ O\,CH\begin{cases}CH_3\\ C_3H_7\end{cases}\end{cases} + 2KOH = K_2CO_3 + NH_3 + \begin{matrix}CH_3\\ C_3H_7\end{matrix}\Big\rangle CH.OH.$$

Dreser et Bonhœffer ont étudié l'action de l'hédonal sur les animaux. Ils ont démontré ce fait important que, des différents amyluréthanes, le méthylpropylcarbinoluréthane se montre le plus efficace.

« Chez les animaux à sang froid il est dix fois aussi actif que « l'éthyluréthane et trois fois aussi actif que l'hydrate de chlo- « ral. Chez le lapin et le chien, il est deux fois aussi actif que « l'hydrate de chloral; par rapport à ce dernier, c'est dans les « mêmes proportions qu'il paraît agir sur l'homme. On l'admi- « nistrerait à une dose de 0,5-1,0 gr. dissous dans l'eau chaude « ou dans l'alcool à 50°. »

L'action du nouvel uréthane sur la respiration est la même que celle de l'éthyluréthane, et se caractérise par un faible ralentissement; la consommation d'oxygène est diminuée d'environ 20 %. La pression sanguine, chez le lapin qui dort profondément, n'est pas modifiée, ou ne tombe que de quelques millimètres au-dessous de la normale. La température du corps s'est abaissée de près de 1° c., mais seulement pendant le sommeil profond. Cet abaissement serait dû principalement à une diminution dans la production de chaleur que prouve la restriction dans la consommation d'oxygène; le rayonnement ne serait augmenté que très peu (environ 6 %). La sécrétion d'urine n'a été augmentée que pendant la période du sommeil.

Les divers auteurs[1] qui se sont occupés de l'action de l'hédonal chez l'homme arrivent à des résultats, en somme, assez concordants.

Tous, en particulier, s'accordent sur ce point que l'hédonal ne laisse à sa suite aucun sentiment désagréable : le sommeil auquel il donne lieu semble naturel. Parfois même il s'interrompt quelques instants pour reprendre ensuite son cours (Nawratzki et Arndt). La cause de ces interruptions est quelquefois le besoin d'uriner. Car si la diurèse n'est pas aussi constante chez l'homme que chez l'animal (Eulenburg, Schüller, Stahr, etc.), elle succède fréquemment à l'administration de l'hédonal, surtout lorsqu'on utilise le médicament en solution. Le réveil est facile, comme à la suite d'un repos réparateur (Schuster, Wedekind). Jamais, dit Eschle, le malade ne présente de somnolence dans la journée qui suit.

En outre, ni les fonctions digestives, ni la circulation, ni la respiration ne sont troublées, même à la suite de traitements prolongés (2 gr. par jour pendant plusieurs semaines — 3 gr. plusieurs jours de suite (Eschle). Et au cours de ces traitements prolongés le médicament ne semble pas développer d'effets cu-

[1] SCHUSTER (P.). Ueber ein neues Schlafmittel aus der Gruppe der Urethane. *Therapeutische Monatshefte*, Berlin, XIV, 1900, August. — EULENBURG (A.). Bemerkungen über « Hedonal ». *Ibid.* — SCHÜLLER (A.). Hedonal, ein Hymoticum der Urethangruppe. *Ibid.* — NEU. Ueber Versuche mit Hedonal *Ibid.* — ENNEN. Mittheilungen über ein neues Schlafmittel. Hedonal. *Therapeutische Monatshefte*, 1900. — ESCHLE (H.). *Ibid.* — GOLDMANN (F.). Ueber ein neues Hypnoticum aus der Gruppe der Urethane, das Hedonal. *Loc. cit.* — ESCHLE. *Loc. cit.* — GOLDSCHMIDT und DITTERSDORF. Ueber Hedonal. *Deutsche Medizinal-Zeitung*, Berlin, 1900, Bd. XXI, 1075-76. — HABERKANT (H.). Ueber Hedonal, ein neues Schlafmittel aus der Gruppe der Urethane. *Allgemeine Zeitschrift für Psychiatrie und psychisch-gerichtliche Medicin*, Berlin, 1900, Bd. LVII, 825-833. — WEDEKIND. Erfahrungen mit dem Hedonal, einem neuen Hypnotikum. *Deutsche Aerzte-Ztg.*, Berl., 1900, Bd. II, 555-558. — STAHR. Kurze Mittheilung über das Hedonal. *Psychat. Wchnschr.*, Halle a. S., 1901, II, 451.

mulatifs (Eschle, Stahr). A l'appui de l'innocuité du médicament vis-à-vis du cœur, nous pouvons citer les bons effets obtenus par Wedekind chez quatre cardiaques.

Le sommeil survient le plus souvent brusquement, $^1/_4$ d'heure, $^1/_2$ heure, après l'administration du médicament. Il lui arrive cependant de se faire attendre trois heures (Nawratzki et Arndt). Sa durée est variable : 2 à 9 heures (Nawratzki et Arndt) ; 4 — 9 heures (Schüller, Neu) ; 7 heures en moyenne (Schuster) ; 6 — 7 heures avec 2 gr. (Stahr).

Ces variations tiennent certainement à ce que les circonstances dans lesquelles on a employé l'hédonal ont été variables elles aussi. Or, en examinant les travaux dont nous avons donné la liste, on reconnaît très vite que, plus l'agitation du malade est intense, moins l'action de l'hédonal est brillante. Elle serait même nulle dans les cas de délire alcoolique aigu (Nawratzki et Arndt, Eschle, Schüller, etc.). Eschle fait remarquer que cet état morbide nécessite l'emploi du chloral et de la morphine. Nous devons rappeler d'ailleurs que, lorsqu'en pareil cas, on utilise le chloral seul, on s'expose à des accidents provoqués, justement, par les doses excessives du médicament que le malade absorbe sans être calmé. Il n'est donc pas étonnant de voir se reproduire ce même phénomène avec l'hédonal.

La manie aiguë, la démence sénile, semblent, elles aussi, rebelles à l'action hypnotique de l'hédonal. Certaines affections telles que la paralysie générale (Nawratzki et Arndt) semblent aussi s'opposer à l'action hypnotique du médicament.

D'après les recherches de Nawratzki et Arndt et celles de Schuster, il semblerait qu'il en fût de même de la neurasthénie et de l'hystérie; tandis que la plupart des autres auteurs que nous citions se montrent satisfaits de l'hédonal dans l'insomnie de la neurasthénie. C'est là certainement une discordance due exclusivement à l'état d'excitation plus ou moins considérable des malades chez lesquels le médicament a été administré. Nous en trouvons une première preuve dans cette affirmation d'Eulenburg que, si l'hédonal réussit bien, en général, dans l'insomnie légère des neurasthéniques, certains de ces malades ont constaté qu'ils avaient été soulagés d'une façon plus efficace par d'autres médicaments : le chloral, la morphine. Une seconde preuve à l'appui de notre interprétation nous est fournie par le fait que, si le délire alcoolique résiste à l'hédonal, les buveurs simplement insomniques donnent à Nawratzki et Arndt leurs plus beaux succès. En somme, lorsque l'excitation est puissante, l'hédonal ne fait pas dormir; à quoi il faut ajouter que lorsque la cause de l'insomnie est une affection douloureuse, il faut réitérer pendant la nuit l'administration du médicament (Eschle). C'est ce qui nous explique que Goldschmidt trouve l'hédonal inférieur au chloral chez les névralgiques et les asthmatiques, et que Wedekind le déclare insuffisant dans l'insomnie avec douleur.

Quant à la dose nécessaire pour produire l'effet hypnotique, Dreser l'avait fixée à 0.5 et 1 gr. La plupart des cliniciens qui ont appliqué le médicament considèrent cette dose comme insuffisante (Nawratzki et Arndt, Schuster, Schüller, Neu, etc.) et conseillent la dose de 2 gr. et même de 3 gr. Stahr a administré 4 gr. du médicament chez des malades fortement agités. Cependant Eulenburg note expressément que 1 gr. suffit dans les cas d'insomnie légère, et Eschle affirme que, depuis qu'il administre le médicament deux heures après le souper, la dose de 0,5 à 1 gr. a toujours suffi. Mais il a dû parfois, comme Ennen, pousser graduellement jusqu'à 3 gr. la quantité du médicament qu'il administrait, cela en raison de phénomènes d'accoutumance[1].

[1] *Mode d'administration.* L'hédonal peut-être administré soit dissout ou en suspension dans l'eau chaude, dans du lait chaud, dans du cognac (une cuillerée et demi à soupe de cognac dissout 1 gr. d'hédonal et en chauffant — 3 gr. (Haberkant), soit en cachets. Etant donnée sa médiocre solubilité, Goldmann conseille de le déposer en poudre sur la langue, puis de le faire

Ces phénomènes d'accoutumance ont été niés cependant (Wedekind).

Des recherches cliniques que nous venons de rapporter on peut conclure, nous semble-t-il, que chez l'homme l'hédonal est un hypnotique plus faible dans son action que ne l'est le chloral. Comme l'uréthane, c'est de ce dernier cependant qu'il se rapproche, pour s'éloigner du groupe du sulfonal par ce caractère signalé par Schüller qu'il n'agit point comme calmant dans l'excitation nerveuse : or nous savons que le trional, par exemple, outre son action hypnotique, possède une action de sédation générale indubitable.

Mais quoique l'on trouve, dans les travaux que nous avons cités, cette recommandation d'associer parfois, ou de faire alterner dans leur administration, l'hédonal et le trional, il semble bien que le premier, inférieur, nous le disons, au chloral quant à l'énergie de son action, soit plus nettement que le trional capable d'*imposer* le sommeil. C'est ce qui paraît résulter de l'emploi qu'en a fait Eschle au cours d'affections douloureuses.

D'autre part, l'hédonal semblerait supérieur au chloral par l'absence de certains des effets secondaires appartenant à celui-ci. Il laisse aux voies digestives leur intégrité fonctionnelle. Les cliniciens remarquent qu'il n'a aucune action défavorable sur le cœur et la respiration. Dreser nous enseigne que chez l'animal il ne produit qu'un faible ralentissement de la respiration, lequel nous semblerait pouvoir être interprété comme le ralentissement qui accompagne le sommeil normal. Le même auteur établit que chez le lapin, même lorsqu'il dort profondément sous l'influence de l'hédonal, la pression sanguine n'est

entrainer par un peu d'eau froide. Ceci permet d'éviter l'action diurétique du médicament qui en forme de solution se manifeste et cause une interruption du sommeil. Comme le goût de l'hédonal est désagréable on peut remplacer l'eau simple par quelques cuillerées à café d'eau de menthe ou de canelle.

pas modifiée ou ne s'abaisse que de quelques millimètres au-dessous de la normale. Quant à la température du corps, nous le rappelons, elle s'abaisse de près de 1° c., mais seulement dans le sommeil profond. La production de la chaleur est diminuée, tandis que le rayonnement est peu augmenté.

Enfin la plupart des auteurs signalent une action diurétique du médicament pendant le sommeil sans qu'il apparaisse aucune anomalie dans la composition des urines. Du reste, la nutrition n'est pas troublée par l'hédonal.

Cette innocuité générale de l'hédonal, comme l'absence d'effets cumulatifs, a été attribuée, en général, au facile dédoublement des uréthanes, lesquels, en se détruisant, ne laissent circuler dans l'organisme que des produits d'élimination aisée ou de combustion facile. Cette qualité suffirait, comme le remarque Goldmann, à le faire recommander pour réaliser des traitements prolongés.

La seconde des qualités qui nous a paru plaider en faveur de l'hédonal, c'est son absence d'action cardiovasculaire intense.

Or c'est là ce que l'on réclame de tous les nouveaux hypnotiques que l'on introduit dans la thérapeutique comme succédanés du chloral. C'est une qualité que possèdent le sulfonal, le trional. Mais ces substances ne peuvent répondre à toutes les indications que paraît devoir satisfaire l'hédonal.

C'est pourquoi il nous a semblé intéressant de chercher à vérifier expérimentalement cette innocuité. Et si, dans notre travail, nous avons noté les effets de l'hédonal sur la respiration, nous avons porté tout spécialement notre attention sur les effets cardiovasculaires du médicament.

---

# DEUXIÈME PARTIE

---

## Recherches personnelles.

---

## CHAPITRE I

### Effets cardiovasculaires de l'hédonal considérés en général.

L'hédonal ou le méthyl-propyl-carbinol-uréthane que nous avons utilisé provient de la maison Bayer d'Elberfeld, c'est-à-dire de la même fabrique qui a servi les auteurs que nous avons cités.

Vu l'insolubilité de l'hédonal dans l'eau froide, nous avons toujours préparé nos solutions en chauffant et en agitant le mélange.

Les solutions à 7.66 °/oo avec addition de 1 °/o d'alcool obtenues de cette manière restent stables très longtemps. Les solutions à 4 °/oo restent stables sans addition d'alcool. Celles à 1 °/oo ne laissent pas précipiter l'hédonal, même lorsqu'on les ramène à la température de 1°.

Les solutions que nous avons employées pour nos expériences étaient toutes titrées à 1 °/o : afin d'empêcher la précipitation de l'hédonal en cristaux, nous étions donc obligé de les maintenir tièdes pendant toute la durée de l'expérience.

Nos expériences sur le lapin ont été faites au moyen d'injections intraartérielles, intrapéritonéales et intraveineuses.

## SECTION I

### INJECTIONS INTRAARTÉRIELLES.

Nous avons employé tout d'abord comme procédé d'introduction de l'hédonal dans la circulation, l'injection dans le bout central de l'artère fémorale, cela pour les mêmes raisons que M. le professeur Mayor a fait exposer dans la thèse de M^lle^ Rosenberg[1].

Tous nos lapins étaient attachés dans la position dorsale sur le plateau de Malassez. Pour prendre le tracé du pouls et de la pression sanguine, la canule de Frank, préalablement mise en communication avec le manomètre du kymographion de Ludwig, était fixée dans la carotide; en même temps, pour obtenir le tracé de la respiration, l'animal était muni des pelotes du cardiopneumographe de Marey. Les injections étaient pratiquées de 2 en 2 minutes; on injectait à chaque fois 5 cc. de la solution à 1 %, soit 0 gr. 05 centigr. d'hédonal, afin de permettre à la solution d'arriver graduellement au cœur. L'intervalle entre 2 injections s'est trouvé parfois modifié par le fait d'incidents expérimentaux; la masse de chaque injection a été quelquefois augmentée dans les cas où l'on avait établi la respiration artificielle dans un but expérimental. Au cours de la lecture de nos tableaux on est averti de ces diverses modifications en comparant l'heure avec la disposition des chiffres romains qui indiquent les N^os^ d'ordre des injections, et en examinant les chiffres arabes qui donnent en centimètres cubes la quantité injectée à chaque fois. Nous avons aussi noté tous les incidents, rares du reste, qui venaient troubler nos expériences, ceci dans le but d'éviter les erreurs dans la lecture et dans l'interprétations des tracés.

[1] ROSENBERG (R.). Contribution à l'étude de l'action des sels de potassium sur le cœur et la pression sanguine. *Thèse inaugurale*. Genève, 1898, p. 11.

Au cours de ces expériences nous avons examiné le réflexe cornéen, et noté le moment où il disparaissait, dans le but de pouvoir reconnaître ce qu'était alors l'état du cœur et de la pression sanguine et de le comparer avec ce qu'il est lorsqu'on procède de même façon en employant l'hydrate de chloral.

Les solutions que nous avons employées étaient de trois catégories : hypotoniques, hypertoniques et isotoniques. Pour déterminer leur titre il fallut faire une expérience cryoscopique sur la solution simple d'hédonal. Nous remercions M. le Dr Wiki, assistant au laboratoire de thérapeutique, qui a bien voulu nous rendre le service de déterminer ce point cryoscopique.

Le point cryoscopique $\triangle$ d'une solution d'hédonal à 4 $^0/_{00}$ est de —0,7.

Les solutions à 1 $^0/_0$ sont encore hypotoniques. A ces solutions d'hédonal à 1 $^0/_0$ nous avons ajouté 0,80 $^0/_0$ de chlorure de sodium pour obtenir des solutions légèrement hypertoniques et 0,65 $^0/_0$ de ce sel pour les solutions isotoniques.

*a)* Solutions hypotoniques.

*Expérience I.*

Lapin de 1610 gr. Injections intraartérielles de solution simple d'hédonal à 1 $^0/_0$; 5 cc. pour chaque injection.

En tout 12 injections = 60 cc. solution ou 0 gr. 60 centigr. d'hédonal ; — soit par kilogr. de lapin 37 cc. de la solution ou 0 gr. 37 centigr. d'hédonal.

Arrêt de la respiration suivi de l'arrêt du cœur en diastole.

Pression : descente progressive.

Cœur : d'abord pas de changement, puis ralentissement.

Respiration : ralentissement, arrêt après la XIIme injection.

Le réflexe cornéen disparaît après la IVme injection, soit avec 0 gr. 124 d'hédonal pour 1000 gr. de lapin. A ce moment la pression est tombée à 72 mm., soit de 22 mm. plus bas que la normale, les pulsations ont diminué de nombre et la respiration, ralentie déjà, reste dès lors uniforme : le lapin dort profondément.

| Temps | Pression sanguine en mm. de Hg | Nombre des pulsations par minute | Nombre des respirations par minute | N° de l'injection | |
|---|---|---|---|---|---|
| 3 h. 36′ | 90 | 273 | 63 | | |
| 40′ | 92 | 297 | 66 | | |
| 40′30″ | | | | I | Au commencement de l'injection la pression s'élève à 102 mm. puis descend. |
| 42′ | 86 | 300 | 45 | | |
| 42′40″ | | | | II | Au commencement de l'injection la pression s'élève à 90 mm. puis redescend. |
| 44′ | 82 | 279 | 39 | | |
| 45′30″ | | | | III | |
| 46′ | 74 | 270 | 45 | | L'animal dort. |
| 47′ | | | | IV | La pression s'élève à 82 mm. puis redescend. |
| 48′ | 72 | 270 | 42 | | Le réflexe cornéen disparaît. Pupilles contractées. |
| 48′50″ | | | | V | La pression s'élève à 84 mm. puis redescend. |
| 50′ | 68 | 261 | 36 | | |
| 50′40″ | | | | VI | |
| 52′ | 66 | 252 | 36 | | |
| 52′35″ | | | | VII | La pression s'élève à 70 mm. puis redescend. |

| Temps | Pression sanguine en mm. de Hg | Nombre des pulsations par minute | Nombre des respirations par minute | N° de l'injection | |
|---|---|---|---|---|---|
| 55′ | 62 | 252 | 36 | | L'hédonal s'étant précipité par refroidissement a bouché la canule. La manœuvre nécessitée par cet accident empêche de conserver l'intervalle de 2 minutes entre la VII^me et la VIII^me injection d'une part et la VIII^me et la IX^me d'autre part. |
| 56′ | 64 | | | | |
| 58′ | 72 | | | | |
| 59′20″ | | | | VIII | |
| 4 h. | 74 | | | | |
| 2′ | 76 | 258 | 36 | | |
| 4′ | 58 | | | | |
| 4′20″ | | | | IX | La pression s'élève à 66 mm. puis redescend. |
| 6′ | 52 | 249 | 36 | | |
| 7′ | | | | X | La pression s'élève à 66 mm. puis redescend. |
| 8′ | 50 | 237 | 36 | | Les pulsations deviennent de plus en plus énergiques. |
| 9′20″ | | | | XI | La pression s'élève à 56 mm. puis descend. |
| 10′ | 48 | 234 | 42 | | Respiration superficielle. |
| 11′20″ | | | | | Apnée. |

| Temps | Pression sanguine en mm. de Hg | Nombre des pulsations par minute | Nombre des respirations par minute | N° de l'injection | |
|---|---|---|---|---|---|
| 12′ | 34 | 195 | | XII | Asphyxie. L'énergie des pulsations diminue de plus en plus. |
| 12′20″ | | | 0 | | Les pulsations ne se marquent plus. |
| 13′ | 12 | | 0 | | |
| 13′5″ | | | | | On établit la respiration artificielle. |
| 14′ | 9 | | | | Le cœur reprend. |
| 16′ | 32 | 171 | | | |
| 16′20″ | | | | | On interrompt la respiration artificielle. |
| 17′ | 38 | 240 | 0 | | Les pulsations diminuent de plus en plus d'énergie. |
| 18′ | 16 | 183 | 0 | | |
| 18′11″ | | | 0 | | Les battements du cœur ne se marquent plus. |
| 18′20″ | | | | | On établit la respiration artificielle. |
| 19′ | 10 | | | | Ouverture du thorax; le cœur ne se contracte plus. |
| 21′ | 8 | | | | Quelques mouvements fibrillaires. Arrêt du cœur en diastole. Mort sans convulsions. |

Nous voyons donc qu'au commencement de chaque injection se produit une ascension légère et temporaire de la *pression sanguine* (4-10 mm). Elle est due à l'action physique de l'injection intraartérielle: c'est un fait sur lequel, par conséquent, nous ne reviendrons plus.

Déjà après la 1re injection la pression sanguine suit une descente progressive, pour tomber après la XIIme injection à 9 mm. Hg.

*Rythme cardiaque.* Après la IVme injection le nombre des pulsations diminue progressivement: mais leur énergie n'a pas changé. Après la Xme injection, les pulsations deviennent plus énergiques pendant que leur nombre continue à diminuer.

*La respiration* se ralentit d'abord, pour devenir uniformément lente après la Vme injection et s'arrêter enfin après la XIIme injection.

Après que l'on a établi la respiration artificielle, la pression sanguine s'élève jusqu'à 38 mm. et le cœur recommence à battre. Mais comme l'oxygénation a été de courte durée (en tout 3′15″) après son interruption, la pression s'abaisse fortement, le nombre et l'énergie des pulsations diminuent rapidement, et le cœur s'arrête définitivement: une seconde tentative de respiration artificielle n'arrive pas à le relever.

Nous verrons plus loin qu'avec une respiration artificielle de plus longue durée nous pouvons prolonger la survie des lapins intoxiqués par l'hédonal.

## *Expérience II.*

Lapin de 2280 gr. Injections intraartérielles de solution simple d'hédonal à 1 °/₀: 5 cc. à chaque injection de deux en deux minutes.

La respiration s'arrête déjà après la XVIIIme injection. L'animal a reçu alors : 90 cc. de la solution, soit 0 gr. 90 centigr. d'hédonal ; — donc 0 gr. 35 centigr. d'hédonal par kilogramme de son poids.

Le réflexe cornéen disparaît après la XI^me injection, soit après que l'animal a reçu 0 gr. 240 d'hédonal (0 gr. 105 par kilogr.). A ce moment la pression est tombée à 60 mm. Hg, donc de 24 mm. au-dessous de la normale: le cœur a déjà une tendance à se ralentir et la respiration est lente, égale.

*Résumé des effets. — Pression sanguine :* d'abord stationnaire; puis s'abaissant progressivement. *Les pulsations* augmentent d'abord de nombre, puis restent stationnaires; enfin ralentissement très tardif. *La respiration* se ralentit d'abord progressivement puis reste uniformément lente jusqu'à son arrêt définitif.

Après cet arrêt on établit la respiration artificielle; l'animal revient à la vie. On fait encore deux injections : la XIX^me et la XX^me. Mort par arrêt de la respiration.

L'animal a reçu en tout 20 injections = 100 cc. de solution à 1 %, soit 1 gr. d'hédonal, ce qui répond à 0 gr. 43 par kilog.

| Temps | Pression sanguine en mm. de Hg | Nombre des pulsations par minute | Nombre des respirations par minute | N° de l'injection | |
|---|---|---|---|---|---|
| 3 h. 20′ | 84 | 258 | 162 | | Le lapin est très excité. |
| 21′ | | | | I | |
| 22′ | 84 | 246 | 96 | | La pression sanguine reste stationnaire jusque la V^me injection, après quoi elle subit un abaissement progressif. |
| 28′40″ | | | | V | |
| 30′ | 84 | 291 | 36 | | |
| 31′ | | | | VI | |
| 32′ | 78 | 291 | 36 | | Réflexe cornéen : traces. |
| 41′ | | | | XI | Après cette injection le nombre des pulsations diminue |

| Temps | Pression sanguine en mm. de Hg | Nombre des pulsations par minute | Nombre des respirations par minute | N° de l'injection | |
|---|---|---|---|---|---|
| | | | | | progressivement, pendant que leur énergie augmente. |
| 42′ | 60 | 279 | 33 | | Le réflexe cornéen disparaît. |
| 58′ | | | | XVII | |
| 59′ | 32 | 255 | 33 | | |
| 4 h. | | | | XVIII | |
| 1′ | 26 | 219 | 0 | | La respiration s'arrête. |
| 1′20″ | 16 | | | | |
| 1′25″ | | | | | On établit la respiration artificielle. |
| 5′ | 28 | 234 | | | Le cœur recommence à battre. |
| 6′20″ | | | | | On interrompt la respiration artific[lle]. |
| 8′ | 22 | 195 | | | Apnée. |
| 9′ | 28 | 201 | 18 | | |
| 9′40″ | | | | XIX | Après cette injec- |
| 4 h. 10′15″ | 18 | | 0 | | tion la respiration s'arrête, le cœur bat encore mais très faiblement. |
| 10′35″ | | | | | On établit la respiration artificielle. Le cœur reprend de l'énergie; la pression reste basse. |
| 12′ | 18 | | | XX | Cette XXme injection |

| Temps | Pression sanguine en mm. de Hg | Nombre des pulsations par minute | Nombre des respirations par minute | N° de l'injection | |
|---|---|---|---|---|---|
| 13′ | 18 | 189 | | | est faite dans le but de voir si la dose injectée suffira à tuer le cœur. |
| 15′ | 16 | 183 | | | L'énergie des pulsations a diminué. |
| 15′25″ | | | | | On arrête la respiration artificielle. |
| 16′ | 12 | 186 | | | Le cœur bat encore mais les pulsations diminuent d'énergie de plus en plus. Pas de respiration spontanée. |
| 17′ | 8 | | | | On ne voit plus de pulsations. |
| 17′15″ | | | | | Mort sans convulsions. |

Autopsie. Cœur arrêté en diastole.

## *Expérience III.*

Lapin de 2715 gr. Injections intraartérielles de solution simple d'hédonal à 1 %. Les premières 30 injections mesurent de 5 cc. chacune; la XXXI^me^ est de 10 cc., la XXXII^me^ et la XXXIII^me^ de 5 cc., la XXXIV^me^ de 10 cc.

Le réflexe cornéen disparaît après la XIII^me^ injection, donc après que l'animal a reçu 65 cc. de la solution ou 0 gr. 65 d'hédonal: — soit 0 gr. 23 d'hédonal par kilogramme. A ce moment la pression sanguine est tombée à 56 mm. Hg (elle est à 44 mm.

au-dessous de la normale), les pulsations sont devenues uniformes, la respiration est lente, égale.

Le résumé de l'expérience est semblable à celui de l'expérience précédente.

La *respiration* spontanée après s'être ralentie, puis avoir conservé un certain temps le rythme ainsi acquis, s'arrête après la XXVIIIme injection, soit après le 140me cc. de la solution. L'animal a donc reçu 1 gr. 40 d'hédonal, ou 0 gr. 515 par kilogramme de son poids. Après l'arrêt de la respiration spontanée on établit la respiration artificielle, l'animal reprend vie ; pendant ce temps on fait encore 6 injections : la XXIXme, la XXXme, la XXXIme, XXXIIme, la XXXIIIme, la XXIVme.

L'animal a reçu en tout 34 injections = 180 cc. de solution à 1 $^0/_0$ ou 1 gr. 8 d'hédonal (0 gr. 66 par kilogramme). Mort par paralysie du centre respiratoire.

| Temps | Pression sanguine en mm. de Hg | Nombre des pulsations par minute | Nombre des respirations par minute | N° de l'injection | Quantité de centimètres cubes contenus dans l'injection | |
|---|---|---|---|---|---|---|
| 4 h. 9′ | 106 | 210 | 54 | | | |
| 4 h. 10′ | 100 | 195 | 45 | | | |
| 4 h. 11′15″ | | | | I | | |
| 12′ | 112 | 186 | 42 | | | |
| 21′ | | | | VI | | |
| 22′ | 82 | 249 | 42 | | | Réflexe cornéen très affaibli. |
| 4 h. 34′ | | | | XIII | | |
| 35′ | 56 | 267 | 32 | | | Le réflexe cornéen disparaît. |
| 41′21″ | | | | XXVII | | |

| Temps | Pression sanguine en mm. de Hg | Nombre des pulsations par minute | Nombre des respirations par minute | N° de l'injection | Quantité de centimètres cubes contenus dans l'injection | |
|---|---|---|---|---|---|---|
| 43′ | 48 | 264 | 39 | | | |
| 49′ | | | | XXI | | |
| 50′ | 44 | 246 | 39 | | | |
| 5 h. 1′ | | | | XXVII | | |
| 2′ | 30 | 213 | 36 | | | |
| 3′ | | | | XXVIII | | |
| 5 h. 4′ | 24 | 198 | 30 | | | |
| 4′30′ | | | 0 | | | Arrêt de la respiration. Le cœur bat à peine. |
| 5′ | 22 | | 0 | | | On ne voit plus de pulsations. |
| 5′5″ | | | | | | On établit la respiration artificielle. |
| 6′ | 24 | 195 | | | | Les battements du cœur reparaissent. |
| 7′ | 32 | 207 | | | | |
| 8′ | | | | XXIX | 5. cc. | |
| 9′ | 28 | 210 | | | | La forme et l'énergie des pulsations ne changent pas. |
| 9′30″ | | | | XXX | 5 cc. | L'énergie des pulsations n'a pas changé. |

| Temps | Pression sanguine en mm. de Hg | Nombre des pulsations par minute | Nombre des respirations par minute | N° de l'injection | Quantité de centimètres cubes contenus dans l'injection | |
|---|---|---|---|---|---|---|
| 10′ | 26 | 213 | | | | |
| 11′ | | | | XXXI | 10 cc. | |
| 12′ | 26 | 216 | | | | Pas de changement dans l'énergie des pulsations. |
| 5 h. 13′ | | | | XXXII | 5 cc. | |
| 14′ | 24 | 210 | | | | Pas de changement dans l'énergie des pulsations. |
| 14′25″ | | | | XXXIII | 5 cc. | |
| 15′ | 22 | 204 | | | | Pas de changement dans l'énergie des pulsations. |
| 16′ | | | | XXXIV | 10 cc. | |
| 17′ | 26 | 204 | | | | La forme et l'énergie des pulsations restent comme ce qu'elles étaient avant la XXIX^me^ injection. |
| 17′25″ | | | | | | On interrompt la respiration artificielle. |

| Temps | Pression sanguine en mm. de Hg | Nombre des pulsations par minute | Nombre des respirations par minute | N° de l'injection | Quantité de centimètres cubes contenus dans l'injection | |
|---|---|---|---|---|---|---|
| 18′ | 20 | 195 | 0 | | | |
| 20′ | 18 | 198 | 0 | | | |
| | 10 | | | | | |
| 20′ 5″ | | | | | | L'animal meurt sans convulsions. |
| 20′25″ | | | | | | Section de la carotide. |

Dans cette expérience, nous voyons que malgré les injections XXXI, XXXIV qui contiennent une dose double d'hédonal et qui viennent s'ajouter à la quantité déjà notable du corps introduite par les injections XXIX, XXX, XXXII, XXXIII, ni le nombre ni l'énergie des pulsations n'ont changé ; l'animal n'est pas mort tant que la respiration artificielle a été entretenue. Une fois la respiration artificielle interrompue, le cœur s'affaiblit rapidement et s'arrête. La mort est donc le fait de la paralysie du centre respiratoire.

### *Expérience IV.*

Lapin de 2075 gr. Injections intraartérielles de solution simple d'hédonal à 1 %: 5 cc. pour chaque injection.

Reçoit en tout 19 injections soit 95 cc. de solution ou 0 gr. 95 d'hédonal (0 gr. 45 d'hédonal par kilogr. de lapin). Arrêt de la respiration. Survie après respiration artificielle. Mort par paralysie respiratoire.

Le réflexe cornéen disparaît après la VIIIme injection, soit après introduction de 0 gr. 40 d'hédonal. A ce moment, la pression sanguine est tombée à 102 mm. Hg ; elle est de 16 mm. au-dessous de la normale.

Cette expérience donne des résultats analogues à ceux de la V$^{me}$, avec cette différence que l'animal meurt plus rapidement, la respiration artificielle n'ayant pas été assez promptement établie lorsqu'elle s'est montrée nécessaire pour la seconde fois. L'animal meurt à 5 h. 24′ sans convulsions.

| Temps | Pression sanguine en mm. de Hg | Nombre des pulsations par minute | Nombre des respirations par minute | N° de l'injection | |
|---|---|---|---|---|---|
| 3 h. 58′ | 118 | 255 | 261 | | |
| 59′ | | | | I | |
| 4 h. | 114 | 270 | 120 | | |
| 6′ | | | | V | |
| 4 h. 7′ | 114 | 285 | 39 | | |
| 8′ | | | | VI | |
| 9′ | 110 | 282 | 39 | | Réflexe cornéen très diminué. |
| 4 h. 12′ | | | | VIII | |
| 13′ | 102 | 270 | 36 | | Disparition du réflexe cornéen. |
| 31′ | | | | XVIII | |
| 32′ | 62 | 255 | 39 | | |
| 33′ | | | | XIX | La respiration spontanée s'arrête. |
| 34′30″ | | | | | On établit la respiration artificielle. |
| 39′ | 56 | 273 | | | |

| Temps | Pression sanguine en mm. de Hg | Nombre des pulsations par minute | Nombre des respirations par minute | N° de l'injection | |
|---|---|---|---|---|---|
| 4 h. 53′ | | | | | On arrête la respiration artificielle. |
| 56′ | 60 | 246 | 30 | | Respiration spontanée. |
| 5 h. 4′ | 24 | 177 | | | La respiration spontanée est très faible. |
| 8′ | 20 | 144 | | | La respiration spontanée s'arrête. |
| 10′ | 14 | | | | On établit la piration artificielle. |
| 17′ | 34 | 120 | | | |
| 22′15″ | | 0 | 0 | | On interrompt la respiration artificielle. L'animal est mort. |

*Expérience V.*

Lapin de 2370 gr. Injections intraartérielles de solution simple d'hédonal à 1 %: 5 cc. pour chaque injection.

Reçoit en tout 19 injections: donc 95 cc. de la solution ou 0 gr. 95 d'hédonal: — soit par kilogr. de lapin: 0 gr. 40 d'hédonal. Arrêt de la respiration. Survie après une respiration artificielle de plus longue durée. Mort tardive.

Le réflexe cornéen disparaît après la VIII^me^ injection, donc après introduction de 0 gr. 19 hédonal par kilogr. de lapin. A ce moment la pression est tombée à 90 mm. Hg. Elle est de 22 mm. au-dessous de la normale.

| Temps | Pression sanguine en mm. de Hg | Nombre des pulsations par minute | Nombre des respirations par minute | N° de l'injection | |
|---|---|---|---|---|---|
| 3 h. 49′ | 112 | 204 | incomptables | | Le lapin est excité. Respiration extrêmement rapide. |
| 50′ | | | | I | Jusqu'à la IV<sup>me</sup> injection l'énergie des battements du cœur ne s'est pas modifiée, après la V<sup>me</sup> elle diminue. |
| 52′ | | | | II | |
| 53′ | 112 | 207 | | | Respiration très rapide : la pression commence à baisser. |
| 4 h. 3′ | | | | VIII | |
| 4′ | 90 | 300 | 33 | | Disparition du réflexe cornéen. |
| 22′ | | | | XVIII | Battements cardiaques énergiques. |
| 23′ | 48 | 300 | 45 | | Respiration superficielle. |
| 24′ | | | | XIX | |
| 4 h. 25′ | 42 | 228 | 0 | | La respiration s'arrête. Le cœur bat encore. |
| 26′ | 24 | 204 | | | |

| Temps | Pression sanguine en mm. de Hg. | Nombre des pulsations par minute | Nombre des respirations par minute | N° de l'injection | |
|---|---|---|---|---|---|
| 4 h. 26′45″ | 22 | | 0 | | On ne voit plus de pulsations. |
| 26′50″ | | | | | On établit la respiration artificielle. |
| 29′ | 58 | 297 | | | |
| 35′ | 42 | 294 | | | Les battements du cœur recommencent. L'énergie et la forme des pulsations ne changent pas pendant toute la durée de la respiration artificielle. |
| 46′ | 38 | 288 | | | |
| 46′10″ | | | | | On interrompt la respiration artificielle. Après une apnée de 1 minute l'animal commence à respirer spontanément. Les pulsations sont aussi énergiques qu'après la XVI^me^ injection. |
| 48′ | 40 | 300 | 39 | | |
| 50′ | 42 | 294 | 42 | | |
| 55′ | 44 | 222 | | | Respiration très superficielle. |
| 56′ | 32 | | 0 | | La respiration s'arrête. Le cœur bat encore: pulsations énergiques. |
| 58′ | 24 | 183 | 0 | | Le cœur s'affaiblit, les pulsations dimi- |

| Temps | Pression sanguine en mm. de Hg. | Nombre des pulsations par minute | Nombre des respirations par minute | N° de l'injection | |
|---|---|---|---|---|---|
| | | | | | nuent rapidement d'énergie. |
| 4 h. 58′30″ | 16 | | 0 | | On ne voit plus de pulsations. |
| 58′40″ | | | | | On établit la respiration artificielle ; le cœur recommence à battre. |
| 5 h. | 36 | 216 | | | |
| 3′ | 34 | 225 | | | |
| 18′ | 24 | 258 | | | |
| 18′40″ | | | | | On arrête la respiration artificielle. Après une apnée de 1 minute, l'animal commence à respirer. L'énergie du cœur reste semblable à ce qu'elle était après la XVI^me^ injection. |
| 23′ | 26 | 255 | 30 | | |
| 27′ | 24 | 210 | | | La respiration spontanée est très superficielle. Le cœur faiblit. |
| 29′ | 20 | 189 | 0 | | La respiration s'arrête. |
| 5 h. 30′ | 14 | | | | On ne voit plus de pulsations. On établit la respiration artificielle. Le cœur recommence à battre. |
| 32′ | 30 | 216 | | | |
| 47′ | 42 | 228 | | | |
| 6 h. 8′ | 42 | 213 | | | |

| Temps | Pression sanguine en mm. de Hg. | Nombre des pulsations par minute | Nombre des respirations par minute | N° de l'injection | |
|---|---|---|---|---|---|
| 6 h. 9′ | | | | | On interrompt la respiration artificielle. Le cœur bat. Apnée de 1 minute. |
| 10′ | 56 | 219 | | | Respiration spontanée superficielle. |
| 13′ | 56 | 222 | 33 | | |
| 17′ | 54 | 213 | 33 | | |
| 26′ | 60 | 207 | 30 | | La respiration devient très superficielle. |
| 27′ | 62 | | | | On établit la respiration artificielle. |
| 30′ | 60 | | | | |

Après avoir lié la carotide, on la sectionne entre deux ligatures pour prendre le zéro manométrique. Un instant après l'animal commence à respirer spontanément. On lie la fémorale et on suture les plaies en laissant l'animal respirer par la canule trachéale.

Vers 7 h. 20′ l'animal est encore vivant. On le trouve mort le lendemain.

Ainsi, avec une respiration artificielle de plus longue durée, on peut prolonger la survie du lapin, une fois produite l'intoxication par l'hédonal. Après l'interruption de chaque période de respiration artificielle le cœur battait et l'animal recommençait à respirer spontanément. La pression sanguine s'élevait et le cœur reprenait de la vigueur. Mais cette respiration spontanée finissait toujours par s'arrêter et amenait consécutivement l'affaiblissement et l'arrêt du cœur.

*C'est donc bien par la paralysie lente mais progressive du centre respiratoire par l'hédonal qu'on peut expliquer la mort.*

b) Solutions hypertoniques.

*Expérience VI.*

Lapin de 2150 gr. Injections intraartérielles de solution hypertonique d'hédonal a 1 %: 5 cc. pour chaque injection. Reçoit en 13 injections, 65 cc. de solution, soit 0 gr. 65 d'hédonal (0 gr. 30 par kilogr. de lapin). Au moment où la respiration s'arrête on établit la respiration artificielle pendant 18'55". La respiration spontanée se rétablit. Mort tardive.

Rythme cardiaque : pas de ralentissement.

| Temps | Pression sanguine en mm. de Hg | Nombre des pulsations par minute | Nombre des respirations par minute | N° de l'injection | |
|---|---|---|---|---|---|
| 3 h. 45' | 106 | | 30 | | |
| 47' | 114 | 117 | | | |
| 50' | | | | I | |
| 51' | 98 | 120 | 30 | | Le nombre des pulsations ne diminue pas jusqu'à la XIIIme injection. |
| 4 h. 15' | | | | XII | |
| 16' | 64 | 282 | 24 | | |
| 17' | | | 0 | XIII | La respiration spontanée s'arrête. |
| 18' | 22 | | | | Le cœur faiblit. |
| 18'35" | | | | | On établit la respiration artificielle. |
| 19' | 16 | | | | Massage du cœur. |

| Temps | Pression sanguine en mm. de Hg | Nombre des pulsations par minute | Nombre des respirations par minute | Nº de l'injection | |
|---|---|---|---|---|---|
| 4 h. 21′ | 38 | 207 | | | Le cœur reprend son activité. Pupille moyenne à 2 mm. $^1/_2$ du bord de la cornée. |
| 37′ | 44 | 288 | | | |
| 4 h. 37′30″ | | | | | On interrompt la respiration artificielle. |
| 38′ | 46 | 282 | | | Apnée. |
| 39′ | 62 | 279 | 18 | | Respiration spontanée. |
| 59′ | 58 | 258 | 18 | | |
| 5 h. 17′ | 54 | 252 | 18 | | |
| 33′ | 58 | 243 | 18 | | Respirations spontanées, larges, lentes. |
| 53′ | 58 | 234 | 18 | | |
| 6 h. 27′ | | | | | On lie la carotide et |

on la coupe entre les deux ligatures pour prendre le zéro manométrique. L'animal continue à vivre. On lie la fémorale et on suture les plaies en laissant l'animal respirer par la canule trachéale. Vers 7 h. 30′ il vit toujours. Le lendemain matin on le trouve mort.

## *Expérience VII.*

Lapin de 2035 gr. Injections intraartérielles de solution hypertonique d'hédonal à 1 %. 5 cc. pour chaque injection. La respiration spontanée s'arrête déjà après la IX$^{me}$ injection, soit avec 21. 7 cc. de la solution ou 0 gr. 217 d'hédonal par kilog. de lapin.

Survie après une respiration artificielle de plus longue durée que dans l'expérience précédente. Pendant cette survie on fait encore la XI$^{me}$ injection. Mort tardive. L'animal a reçu en tout

55 cc. de solution hypertonique à 1 %: soit 0 gr. 27 d'hédonal par kilogramme.

| Temps | Pression sanguine en mm. de Hg | Nombre des pulsations par minute | Nombre des respirations par minute | N° de l'injection | |
|---|---|---|---|---|---|
| 4 h. 19′ | 106 | 234 | 60 | | |
| 20′ | 122 | 249 | 63 | | |
| 21′ | | | | I | |
| 22′ | 116 | 249 | 57 | | Le nombre des pulsations ne diminue pas jusqu'à la VIIIme injection. |
| 23′20″ | | | | II | |
| 24′ | 108 | 234 | 48 | | |
| 26′ | | | | III | |
| 27′ | 98 | 246 | 45 | | |
| 35′ | | | | VII | Les battements cardiaques deviennent plus énergiques. |
| 36′ | 52 | 231 | 33 | | |
| 36′30″ | | | | VIII | |
| 37′ | 52 | 225 | 30 | | |
| 38′20″ | | | | IX | |
| 39′ | 48 | 180 | | | La respiration spontanée s'arrête. |
| 41′ | 14 | 126 | | | Le cœur faiblit. |
| 41′5″ | | | | | On établit la respiration artificielle. |
| 41′35″ | 10 | | | | Massage du cœur. |
| 44′ | 30 | 162 | | | |
| 59′ | 42 | 249 | | | |
| 5 h. | | | | | On interrompt la respiration artificielle. Apnée. |

| Temps | Pression sanguine en mm. de Hg | Nombre des pulsations par minute | Nombre des respirations par minute | N° de l'injection | |
|---|---|---|---|---|---|
| 5 h. 1′ | | | | | Respirations spontanées rares, faibles. |
| 2′ | 70 | 249 | 21 | | |
| 8′ | 46 | 192 | | | La respiration spontanée s'arrête. |
| 9′ | 80 | | | | Courbe d'asphyxie (la pression monte puis s'abaisse). |
| 10′ | 26 | 129 | | | |
| 11′ | 38 | | | | Seconde courbe d'asphyxie. |
| 12′40″ | 14 | | | | On établit la respiration artificielle. |
| 14′ | 36 | 105 | | | |
| 32′ | 44 | 213 | | | |
| 32′15″ | | | | | On interrompt la respiration artificielle. Apnée. |
| 44′ | 76 | 198 | 18 | | |
| 6 h. 36′ | 62 | 168 | 21 | | |
| 38′ | | | | XI | |
| 40′ | 48 | 159 | 18 | | |
| 7 h. | 54 | 150 | 16 | | L'animal meurt dans la soirée. |

Au commencement de chaque injection se produit une ascension de la pression sanguine de 2-14 mm.

Déjà après la Ire injection *la pression* commence à s'abaisser progressivement pour tomber, après la Xme, à 10 mm.

*Rythme cardiaque :* Le nombre des pulsations ne diminue pas jusqu'à la VIIIme injection. Après cette injection le ralentissement commence.

*Respiration :* Ralentissement.

c) Solutions isotoniques.

*Expérience VIII.*

Lapin de 2720 gr. Injections intraartérielles de solution physiologique d'hédonal à 1 $^0/_{00}$, 5 cc. pour chaque injection.

En tout 27 injections = 135 cc. de solution ou 1 gr. 35 d'hédonal; soit 0 gr. 51 par kilogr. de lapin. Arrêt de la respiration suivi de l'arrêt du cœur en diastole; mort sans convulsions.

*Pouls :* d'abord pas de changement, puis ralentissement très tardif. *Pression :* chute progressive. *Respiration :* ralentissement jusqu'à l'arrêt définitif.

Le réflexe cornéen disparaît après la VI$^{me}$ injection, soit avec 0 gr. 11 d'hédonal par kilogr. de lapin. A ce moment la pression est tombée à 94 mm. Hg; elle est de 20 mm. au-dessous de la normale.

| Temps | Pression sanguine en mm. de Hg | Nombre des pulsations par minute | Nombre des respirations par minute | N° de l'injection | |
|---|---|---|---|---|---|
| 4 h. 24′ | 118 | 315 | | | |
| 28′ | 114 | 300 | 360 | | L'animal est très excité, respiration très rapide. |
| 29′ | | | | I | |
| 30′ | 108 | 300 | 264 | | |
| 31′ | | | | II | |
| 32′ | 106 | 303 | 72 | | |
| 33′ | | | | III | |
| 34′ | 96 | 315 | 45 | | |
| 35′ | | | | IV | |
| 36′ | 96 | 318 | 39 | | |
| 36′30″ | | | | V | |
| 38′ | 96 | 312 | 33 | | |

| Temps | Pression sanguine en mm. de Hg | Nombre des pulsations par minute | Nombre des respirations par minute | N° de l'injection | |
|---|---|---|---|---|---|
| 4 h. 38′30″ | | | | VI | |
| 39′30″ | 94 | 306 | 30 | | Disparition du réflexe cornéen. |
| 40′10″ | | | | VII | |
| 41′ | 90 | 315 | 30 | | |
| 42′ | | | | VIII | |
| 43′ | 86 | 324 | 30 | | |
| 44′ | | | | IX | |
| 45′ | 80 | 312 | 27 | | |
| 46′ | | | | X | |
| 47′ | 76 | 309 | 27 | | |
| 48′ | | | | XI | |
| 49′ | 68 | 309 | 27 | | |
| 49′30″ | | | | XII | |
| 50′ | 66 | 321 | 27 | | |
| 51′30″ | | | | XIII | |
| 52′ | 58 | 303 | 24 | | |
| 53′30″ | | | | XIV | |
| 54′ | 56 | 312 | 24 | | |
| 55′ | | | | XV | |
| 56′ | 52 | 315 | 24 | | |
| 57′ | | | | XVI | |
| 58′ | 50 | 315 | 24 | | |
| 59′ | | | | XVII | |
| 5 h. | 50 | 309 | 24 | | |
| 1′ | | | | XVIII | |
| 2′ | 48 | 315 | 24 | | |
| 3′ | | | | XIX | |
| 4′ | 46 | 303 | 24 | | |
| 5′ | | | | XX | |

| Temps | Pression sanguine en mm. de Hg | Nombre des pulsations par minute | Nombre des respirations par minute | N° de l'injection | |
|---|---|---|---|---|---|
| 5 h. 6′ | 48 | 303 | 24 | | |
| 6′30″ | | | | XXI | |
| 7′ | 46 | 281 | 27 | | |
| 8′30″ | | | | XXII | |
| 9′ | 42 | 294 | 27 | | |
| 10′ | | | | XXIII | |
| 11′ | 40 | 282 | 27 | | |
| 12′ | | | | XXIV | |
| 13′ | 40 | 288 | 27 | | |
| 14′ | | | | XXV | |
| 15′ | 40 | 285 | 30 | | Battements cardiaques plus énergiques. |
| 16′ | | | | XXVI | |
| 17′ | 40 | 282 | 33 | | |
| 18′ | | | | XXVII | |
| 19′ | 28 | 261 | | | La respiration spontanée s'arrête. Le cœur commence à battre; les pulsations, d'abord énergiques, deviennent de plus en plus faibles. |
| 20′ | 14 | 150 | | | Le cœur faiblit rapidement et s'arrête. |
| 20′45″ | 10 | | | | On établit la respiration artificielle, mais trop tardivement: le cœur ne recommence plus à battre. |
| 24′ | 6 | 0 | | | |
| 24′25″ | 4 | | | | On sectionne la carotide. |

L'animal est mort sans convulsions.

Autopsie. Cœur arrêté en diastole.

*Pression sanguine.* Déjà après la Ire injection elle suit une marche progressivement descendante.

*Rythme cardiaque.* Comme nous l'avons constaté sur les autres tracés, l'hédonal ne ralentit pas le cœur. Ce ralentissement ne survient que lorsque la dose est déjà considérable et quand l'effet toxique se manifeste.

La respiration se ralentit toujours, et dès le début.

### *Expérience IX.*

Lapin de 2880 gr. Même mode d'injection que pour l'expérience VIII.

*Pression sanguine :* descente progressive.

*Rythme cardiaque :* pas de changement au début. Le cœur ne se ralentit que lorsque la dose est toxique.

*Respiration :* ralentie.

Au moment de la disparition du réflexe cornéen la pression sanguine est de 10 mm. au-dessous de la normale.

| Temps | Pression sanguine en mm. de Hg | Nombre des pulsations par minute | Nombre des respirations par minute | N° de l'injection | |
|---|---|---|---|---|---|
| 4 h. 29′ | 84 | 303 | 198 | | |
| 30′25″ | | | | I | |
| | 80 | 297 | 138 | | |
| 40′ | | | | VI | |
| 41′ | 74 | 291 | 48 | | Disparition du réflexe cornéen. |
| 44′ | | | | VIII | |
| 45′ | 70 | 294 | 39 | | |
| 46′ | | | | IX | |

| Temps | Pression sanguine en mm. de Hg | Nombre des pulsations par minute | Nombre des respirations par minute | N° de l'injection | |
|---|---|---|---|---|---|
| 4 h. 47′ | 66 | 294 | 36 | | |
| 5 h. 1′ | 34 | | | XVII | |
| 2′ | 34 | 261 | 39 | | |
| 5′ | 26 | | | XIX | La respiration s'arrête. |

Autopsie. Utérus gravide.

RÉSUMÉ DES RÉSULTATS OBTENUS PAR LES EXPÉRIENCES PRÉCÉDENTES (INJECTIONS INTRAARTÉRIELLES).

Comme toutes les substances de la famille pharmacodynamique à laquelle il appartient, l'*hédonal tue l'animal à sang chaud par arrêt de la respiration*. L'arrêt du cœur en diastole est consécutif à cet arrêt de la respiration.

Les doses toxiques se sont montrées variables selon que l'on employait des solutions hypotoniques, hypertoniques ou isotoniques. C'est avec les solutions isotoniques qu'on obtient la plus longue survie.

En analysant sur les tracés dont nous venons de donner les éléments, les effets que produit l'hédonal sur la respiration, la pression sanguine et le pouls, on constate les faits suivants :

*La respiration* est ralentie assez fortement au début, puis ce ralentissement devient moins rapide : il s'établit une sorte de plateau. A ce plateau fait suite brusquement (parfois après un très léger ressaut marquant une accélération fugace de la respiration) la chute terminale, celle qui dénote la paralysie rapidement croissante du centre respiratoire qui amène la mort.

*La pression sanguine*, elle, moins fortement atteinte au début, s'abaisse d'une façon plus uniforme, mais bientôt graduellement croissante.

Enfin, d'une façon générale, *le cœur* se ralentit à mesure que l'intoxation s'accentue. Mais ce ralentissement n'est point primitif, comme l'est celui de la respiration. Avec les solutions hypertoniques et hypotomiques on observe même, pendant un certain temps, une accélération du pouls. *Les solutions isotoniques, pour autant que nous en pouvons juger, semblent simplement laisser, pendant un temps d'assez longue durée, le rythme cardiaque inchangé.* Puis, mais cela au moment où, dans l'immense majorité des cas, le réflexe cornéen s'est déjà éteint, le pouls se ralentit légèrement, pour brusquement chuter une fois la respiration arrêtée.

Si *l'on établit alors la respiration artificielle*, on voit le pouls se relever, reprendre une certaine rapidité, moindre toujours que celle qu'il possédait avant que la respiration ne s'arrêtât. On voit également la pression sanguine tendre à se relever, mais cela d'une façon peu accentuée. La respiration artificielle prolonge la vie du cœur; mais les vaisseaux, probablement, restent à l'état de dilatation accentuée qui caractérise l'action toxique des substances hypnotiques du groupe thérapeutique du chloral.

Ce qui présente pour nous le maximum d'intérêt c'est d'étudier, dans les tracés que nous venons d'analyser, l'état dans lequel se trouvent et la respiration et la pression sanguine et le pouls au moment où le réflexe cornéen est manifestement affaibli, puis au moment où il est complètement éteint. Les tracés des expériences I, II, III, IV, V, VIII, IX nous donnent les éléments de cette étude et nous constatons alors les faits exposés ci-après.

*Expérience I.*

Le réflexe cornéen disparait au bout de 7′30″ à partir de la Ire injection, au moment où l'animal a reçu 0 gr. 124 milligr. d'hélonal par kilogr. de son poids. A ce moment :

le nombre des respirations est diminué de 36 %.
la pression sanguine est abaissée de 21 %.
le nombre des pulsations est diminué de 6 %.

*Expérience II.*

Le réflexe cornéen est manifestement affaibli au bout de 11′ à partir de la Ire injection. A ce moment :
la pression sanguine est abaissée de 7,2 %.
le nombre des pulsations est augmenté de 12 %.

Le réflexe cornéen disparaît au bout de 21′ à partir du début de la Ire injection, après que le lapin a reçu 0 gr. 24 centigr. d'hédonal par kilogr. de son poids. A ce moment :
la pression sanguine est abaissée de 28,6 %.
le nombre des pulsations est augmenté de 8 %.

*Expérience III.*

Le réflexe cornéen est manifestement affaibli au bout de 10′ 45″ à partir du début de la Ire injection. A ce moment :
le nombre des respirations est diminué de 15 %.
la pression sanguine est abaissée de 20.4 %.
le nombre des pulsations est augmenté de 20 %.

Le réflexe cornéen est complètement éteint au bout de 23′ 45″ à partir du début de la Ire injection, après introduction de 0 gr. 23 centigr. d'hédonal par kilogr. de lapin. A ce moment :
le nombre des respirations est diminué de 35 %.
la pression sanguine est abaissée de 45.7 %.
le nombre des pulsations est augmenté de 30 %.

*Expérience IV.*

Le réflexe cornéen est complètement éteint au bout de 15′ à partir du début de la Ire injection, après introduction de 0 gr. 168 milligr. d'hédonal par kilogr. de lapin. A ce moment :

la pression sanguine est abaissée de 19.7 %,
le nombre des pulsations est augmenté de 47 %.

*Expérience V.*

Le réflexe cornéen est manifestement affaibli au bout de 11′ à partir du début de la I^re^ injection. A ce moment :
la pression sanguine est abaissée de 6.8 %.
le nombre des pulsations est augmenté de 10 %.
Le réflexe cornéen est complètement éteint au bout de 14′ à partir du début de la I^re^ injection, après introduction de 0 gr. 19 centigr. d'hédonal par kilogr. de lapin. A ce moment :
la pression sanguine est abaissée de 14 %.
le nombre des pulsations est augmenté de 5 %.

*Expérience VIII.*

Le réflexe cornéen est complètement éteint au bout de 10′ 30″ à partir du début de la I^re^ injection, après introduction de 0 gr. 11 centigr. d'hédonal en solution isotonique par kilogr. de lapin. A ce moment :
la pression sanguine est abaissée de 19 %.
le nombre des pulsations est diminué de 1 %.

*Expérience IX.*

Le réflexe cornéen est complètement éteint au bout de 10′ 35″ à partir du début de la I^re^ injection d'hédonal en solution isotonique. A ce moment :
la pression sanguine est abaissée de 12 %.
le nombre des pulsations est diminué de 4 %.

En établissant *les moyennes* des résultats obtenus au cours des expériences que nous venons de résumer nous arrivons aux conclusions suivantes.

Les tracés des expériences II, III, V nous montrent que le réflexe cornéen est *manifestement affaibli* au bout de *10'55"* après la I^re^ injection. Les expériences I, II, III, IV, V, VIII, IX nous donnent comme moyenne du temps écoulé jusqu'à *la disparition* du réflexe cornéen: *14'37"* à partir du début de la I^re^ injection.

Au moment où le réflexe cornéen est *affaibli* (expériences II, III, V):

la pression sanguine s'est abaissée de 11.4 %,

les pulsations ont augmenté de nombre : 14 %.

Au moment où le réflexe cornéen est *éteint :*

la pression s'est abaissée de 25.7 %.

les pulsations ont tantôt augmenté de nombre de 19 % (expériences I, II, III, IV, V),[1] tantôt diminué de nombre de 2.5 % (expériences VIII, IX).[2]

Le nombre des respirations a diminué de 35 % (expériences I, II, III).

## SECTION II

### INJECTIONS INTRAPÉRITONÉALES.

L'injection intraartérielle, qui a cette supériorité sur l'administration stomacale de permettre de savoir plus exactement quelle est, à un moment donné, la dose de substance active circulante, et qui d'autre part a l'avantage sur l'injection veineuse d'éviter au cœur l'action brutale de poisons, qui, comme celui que nous étudions, l'influencent puissamment, a cet inconvénient d'exposer à quelques erreurs; telle celle qui résulte de la douleur pro-

[1] Solutions hypotoniques.

[2] Solutions isotoniques.

voquée par la distension de l'artère qui reçoit la solution. Il est donc utile d'en contrôler les résultats par quelques expériences dans lesquelles on fournit au médicament une autre porte d'entrée dans l'organisme. Nous avons choisi ici l'injection intrapéritonéale.

Les lapins étaient préparés comme pour les injections intraartérielles. Nous avons utilisé la solution simple d'hédonal à 1 $^0/_0$ que nous avons injectée dans le péritoine sur une première série de lapins à dose massive et sur une seconde série à dose fractionnée. Pour ne pas blesser l'intestin on fait à la paroi abdominale un pli que l'on attire en haut. Par ce fait l'intestin fuit. On transfixe ce pli avec l'aiguille jusqu'à ce qu'on voie la pointe de celle-ci ressortir du côté opposé. Après quoi on retire un peu l'aiguille en abandonnant le pli. De cette manière on pénètre dans le péritoine sans risquer de blesser l'intestin.

*Expérience X.*

Lapin de 2375 gr. Injection intrapéritonéale massive de 90 cc. de la solution d'hédonal à 1 $^0/_0$ soit à 0 gr. 90 centigr. d'hédonal (0 gr. 48 centigr. d'hédonal par kilogr.). Arrêt de la respiration au bout de 21'30'' depuis le début de l'injection. Survie après une respiration artificielle de 27'50''. Mort par arrêt de la respiration.

Le réflexe cornéen disparaît au bout de 10'30''. A ce moment la pression sanguine est à 32 mm. au-dessous de la normale.

*Résumé de l'expérience.* — *La pression sanguine* s'abaisse progressivement. Au début *le cœur* n'est pas ralenti : les pulsations ne diminuent de nombre que tardivement, lorsque l'effet toxique se manifeste sur la respiration. *La respiration* se ralentit, devient finalement de plus en plus superficielle et s'arrête.

| Temps | Pression sanguine en mm. de Hg | Nombre des pulsations par minute | Nombre des respirations par minute | |
|---|---|---|---|---|
| 4 h. 51′ | 90 | 255 | | |
| 54′ | 94 | 276 | 51 | |
| 59′ | | 282 | | |
| 5 h. | 90 | 264 | | Respiration très irrégulière. |
| 3′ | 94 | 282 | 42 | Début de l'injection. |
| 5′ | | | | Fin de l'injection. |
| 6′ | 68 | 285 | 36 | |
| 8′ | 56 | 273 | 39 | |
| 11′ | 58 | 264 | 36 | |
| 13′ | 58 | 255 | 39 | Disparition du réflexe cornéen. |
| 14′ | 60 | | | |
| 15′ | 56 | 240 | 39 | |
| 18′ | 46 | 219 | | Respiration thoracique superficielle. Les pulsations sont devenues plus énergiques. |
| 20′ | 40 | 222 | | |
| 23′ | 30 | 243 | | La respiration est très superficielle. |
| 24′ | 44 | 234 | | La respiration monte momentanément. (Courbe d'asphyxie.) Le cœur faiblit. |
| 24′30″ | 20 | 138 | | La respiration s'arrête. |
| 25′ | 16 | | | On établit la respiration artificielle. |
| 27′ | 48 | 279 | | Le cœur reprend, la pression monte. |
| 30′ | 40 | 264 | | |

| Temps | Pression sanguine en mm. de Hg | Nombre des pulsations par minute | Nombre des respirations par minute | |
|---|---|---|---|---|
| 5 h. 35′ | 34 | 252 | | |
| 5 h. 46′ | 36 | 261 | | |
| 52′50″ | | | | On interrompt la respiration artificielle. |
| 53′ | 38 | 264 | | Apnée. |
| 54′ | | | | Respiration spontanée faible. |
| 55′ | 64 | 282 | | Respiration spontanée faible. |
| 57′ | 66 | 273 | | Respiration spontanée faible. |
| 59′ | 64 | 270 | | Respiration spontanée faible. |
| 6 h. 3′ | 58 | 258 | | Respiration spontanée faible. |
| 15′ | 46 | 258 | 45 | Respiration régulière. Le cœur recouvre sa vigueur primitive. |
| 37′ | 58 | 96 | 39 | Pulsations à grandes oscillations. |
| 41′ | 58 | 144 | 39 | |
| 43′ | 42 | 162 | 36 | |
| 54′ | | | | La respiration spontanée s'arrête. Le cœur faiblit. |
| 55′ | 30 | 195 | | |
| 56′ | 14 | | | Le cœur s'arrête. |
| 56′45″ | 10 | | | |
| 56′55″ | | | | On sectionne la carotide. L'animal est mort sans convulsions. |

Nous retrouvons donc ici ce que nous avons déjà constaté pour les injections intraartérielles. Tant que la respiration, spontanée ou artificielle, continue, le cœur garde sa vigueur : une fois que la respiration faiblit ou s'arrête, le cœur ne tarde pas à s'affaiblir et à s'arrêter à son tour. Son arrêt se produit toujours après celui de la respiration.

## *Expérience XI.*

Lapin de 1340 gr. Injection intrapéritonéale massive de 50 cc. de la solution simple d'hédonal à 1 % soit 0 gr. 50 d'hédonal (0 gr. 37 d'hédonal par kilogr.) Arrête la respiration 7′ 5″ après le début de l'injection. Après que l'on a pratiqué la respiration artificielle pendant 12′ 55″ le cœur reprend son activité : mais comme la respiration mécanique n'a pas été promptement établie, la pression reste basse et la respiration spontanée ne reprend pas : le cœur s'arrête définitivement : une seconde période de respiration artificielle n'arrive pas à le relever.

Le réflexe cornéen disparaît 5′ 5″ à partir du début de l'injection. A ce moment la pression sanguine est de 68 mm. au-dessous de la normale, la respiration est extrêmement faible et tend à s'arrêter.

*Résumé de l'expérience.* — *La pression* baisse rapidement. *Le cœur* s'accélère, le ralentissement ne paraît que lorsque la respiration spontanée s'est déjà arrêtée. *La respiration* se ralentit et s'arrête rapidement.

| Temps | Pression sanguine en mm. de Hg | Nombre des pulsations par minute | Nombre des respirations par minute | |
|---|---|---|---|---|
| 3 h. 25′ | 102 | 261 | 225 | |
| 26′ | 102 | 267 | 210 | Respiration rapide et superficielle. |

| Temps | Pression sanguine en mm. de Hg. | Nombre des pulsations par minute | Nombre des respirations par minute | |
|---|---|---|---|---|
| 3 h. 27′25″ | | | | Début de l'injection. |
| 28′ | 104 | 276 | 126 | |
| 29′ | 88 | 318 | 84 | Les pulsations diminuent d'énergie. |
| 29′45″ | | | | Fin de l'injection. |
| 30′ | 74 | | | |
| 31′ | 52 | 285 | 48 | |
| 34′ | | 273 | | Disparition du réflexe cornéen. Les pulsations deviennent plus énergiques. Respiration extrêmement faible. |
| 34′30″ | | | | La respiration s'arrête. |
| 35′ | 22 | 192 | 0 | |
| 35′15″ | | | | On établit la respiration artificielle. |
| 35′30″ | 16 | | | |
| 36′ | 20 | 177 | | |
| 37′ | 28 | 249 | | |
| 39′ | 30 | 258 | | |
| 41′ | 26 | 258 | | |
| 47′ | 24 | 252 | | |
| 3 h. 48′10″ | | | | On arrête la respiration artificielle. |
| 49′ | 22 | 270 | 0 | |
| 50′ | 14 | 189 | 0 | |
| 50′10″ | | 0 | 0 | Le cœur s'arrête. |
| 50′15″ | | 0 | | On établit la respiration artificielle. |
| 51′ | 6 | 0 | | Le cœur est définitivement arrêté. |

L'animal est mort sans convulsions. Pas d'albumine dans l'urine.

Autopsie. On trouve une quantité de solution d'hédonal dans le péritoine. Pas de lésions intestinales. Le foie n'offre rien de particulier. non plus que les poumons. Cœur flasque en diastole. Thymus volumineux (lapin jeune).

*Expérience XII.*

Lapin de 1610 gr. Injection intrapéritonéale faite en trois fois de solution simple d'hédonal à 1 %. Ire dose : 30 cc. ; IIme dose : 15 cc.; IIIme dose : 25 cc. Total : 70 cc. : soit 0.434 gr. d'hédonal par kilogr. de lapin. Arrêt de la respiration 33″ après le début de la Ire injection. Mort par arrêt de la respiration.

*Résumé de l'expérience.* — *La pression* s'abaisse progressivement. *Le cœur* n'est pas ralenti. *La respiration* se ralentit : elle s'arrête avant le cœur.

| Temps | Pression sanguine en mm. de Hg | Nombre des pulsations par minute | Nombre des respirations par minute | |
|---|---|---|---|---|
| 3 h. 39′ | 112 | 237 | 120 | |
| 41′ | 92 | 330 | 129 | |
| 42′ | 94 | 318 | 129 | |
| 43′30″ | 104 | | | |
| 45′ | 96 | 294 | | Ire injection : 30 cc. |
| 48′ | 102 | 306 | 66 | |
| 51′ | 100 | 315 | 54 | |
| 55′ | 92 | 336 | 48 | |
| 58′30″ | | | | IIme injection : 15 cc. |
| 4 h. | 82 | 330 | 45 | |
| 5′ | 66 | 315 | 36 | |
| 10′ | 66 | 312 | 36 | |
| 14′ | 64 | 309 | 39 | IIIme injection : 25 cc. |
| 16′ | 40 | 270 | 36 | Les pulsations augmentent d'énergie. |

| Temps | Pression sanguine en mm. de Hg | Nombre des pulsation par minute | Nombre des respirations par minute | |
|---|---|---|---|---|
| 4 h. 17′ | | | | Respiration très superficielle. Le cœur faiblit. |
| 18′ | 18 | 159 | | La respiration s'arrête. Exophtalmos asphyxique. |
| 19′ | 12 | 141 | 0 | |
| 20′ | 10 | | | On établit la respiration artificielle. |
| 21′20″ | 8 | | | Quelques mouvements fibrillaires du cœur. |
| | | 0 | | Le cœur est mort. |
| 25′40″ | 6 | | | L'animal est mort sans convulsions. |

Autopsie. On retrouve dans le péritoine une partie du liquide injecté.

### Résumé des résultats obtenus par injections intrapéritonéales.

Nous pouvons résumer ainsi les résultats de l'injection intrapéritonéale.

Avec les doses toxiques et massives *la respiration* se ralentit brusquement dès le début, et continue ainsi jusqu'à l'arrêt définitif. *La presssion sanguine* s'abaisse rapidement. *Le cœur* se ralentit graduellement et dès le début. Avec des doses fractionnées on observe les mêmes phénomènes, sauf que le ralentissement du cœur est moins rapide.

Si, une fois la respiration arrêtée par la dose toxique, on établit la respiration artificielle, on voit le pouls se relever, de même que la pression sanguine, sans que cette dernière remonte toutefois à son chiffre primitif.

## CHAPITRE II

### Effets cardiovasculaires de l'hédonal employé à dose simplement hypnotique.

Les expériences que nous venons de relever donnent l'idée des effets de l'hédonal sur la respiration, la pression sanguine et le pouls à mesure, pour ainsi dire, qu'il pénètre dans l'organisme. Nous y pouvons reconnaître que ces effets, considérés dans leur ensemble, se rapprochent de ceux qui caractérisent l'action du chloral. Peut-être cependant le ralentissement du cœur est-il moins net, moins précoce avec l'hédonal. Mais le procédé d'expérimentation que nous avons été forcé d'adopter dans cette étude préliminaire immobilisant entièrement l'animal, et cela dans une attitude qui ne permet pas une observation facile des phénomènes de sédation et d'hypnose, nous ne nous trouvions pas en face de résultats qui puissent être facilement appliqués en clinique.

Il est évident en effet que, dans notre première série d'expériences, le seul signe que nous avons eu à notre disposition pour apprécier le degré d'imprégnation du système nerveux central, était l'état du réflexe cornéen. Or, en thérapeutique humaine, nous l'avons vu, ce que l'on a demandé jusqu'à présent à l'hédonal c'est une action somnifère simple, non une action anesthésique que, comme le chloral, il serait sans doute capable de produire, mais probablement sans présenter alors des avantages sur ce dernier médicament. Il est inutile de rappeler que, du reste, sauf dans quelques circonstances spéciales (traitement du tétanos, etc.), c'est également la simple action somnifère que l'on recherche du chloral.

La question qu'il était donc plus particulièrement intéressant de résoudre était la suivante :

*A dose telle qu'il puisse produire un sommeil net et franc, l'hédonal influence-t-il moins défavorablement le cœur que ne le ferait une dose de chloral équivalente dans ses effets hypnotiques?*

*a)* DÉTERMINATION DE LA DOSE HYPNOTIQUE ET DE LA DOSE TOXIQUE DE L'HÉDONAL ADMINISTRÉ PAR VOIE VEINEUSE.

Pour nous rendre compte des effets que l'hédonal pourra produire sur le cœur, les vaisseaux et la respiration à un moment où il ne provoque que le sommeil, il était nécessaire d'établir d'abord quelle était, pour le lapin, cette dose hypnotique. C'est ce que nous avons cherché à faire au cours des recherches suivantes.

Pour ces expériences nos lapins étaient laissés libres, ce qui permet de mieux observer les phénomènes hypnotiques qui se produisent. La solution employée était la solution simple d'hédonal à 1 %. Les injections étaient pratiquées avec lenteur dans la veine postérieure de l'oreille, plus rarement dans la veine médiane.

Comme nous nous sommes servi plusieurs fois du même lapin, nous avons désigné les animaux par des majuscules et indiqué la date de chaque expérience pour qu'on puisse se rendre compte combien de fois et à combien de jours d'intervalle a été repris le même sujet.

*Expérience XIII.*

Lapin M : 1675 gr. Reçoit dans la veine postérieure de l'oreille 6,7 cc. de solution d'hédonal à 1 %. Soit 0 gr. 067 milligr. d'hédonal (0 gr. 04 d'hédonal par kilogr.).

Avant l'injection :

3 h. 48'. *Respirations :* 96 à la minute.

49'. » 96 » » »

50'. » 82 » » »

4 h. 4'. Début de l'injection.

4 h. 6'. *Respirations:* 40 à la minute. Lorsqu'on met le train postérieur de l'animal en décubitus latéral, il garde la position donnée.

4 h. 15'. Sommeille, yeux ouverts. Corps allongé, train postérieur en décubitus latéral. L'animal conserve les positions qu'on lui donne.

4 h. 20'. Sommeille. Le réflexe cornéen existe. *Respirations:* 40 par minute.

4 h. 22'. Même état. Température rectale 37°3.

4 h. 47'. Dort. *Respirations:* 40 par minute.

4 h. 48'. *Respirations:* 36 par minute. Sommeille. Décubitus thoracique.

5 h. 2'. On le transporte, légèrement somnolent, dans sa cage. Un instant après on le voit réveillé et mangeant.

## *Expérience XIV.*

Lapin D: 1920 gr. Reçoit dans la veine de l'oreille 8.6 cc. de solution d'hédonal à 1 %. Soit 0 gr. 086 milligr. d'hédonal (0,045 gr. d'hédonal par kilogr.).

9 h. 35'. On commence l'injection qui dure 15'. L'animal se couche. Le réflexe cornéen persiste. Respiration ralentie. Le lapin reste immobile; quand on l'excite, il réagit.

9 h. 42'. Reste d'abord au repos; puis lève la tête et cherche à se mettre en marche.

10 h. 5'. Agite la tête; s'élève sur les pattes.

10 h. 30'. Se lève, cherche à se mettre en mouvement, mais glisse sur ses pattes. Mouvements maladroits.

11 h. 10'. Calme, mais yeux ouverts.

11 h. 46'. Réveillé.

### *Expérience XV.*

Lapin B : 1755 gr. Reçoit dans la veine de l'oreille 8,7 cc. de solution d'hédonal à 1 °/₀. Soit 0 gr. 087 milligr. d'hédonal (0,05 gr. d'hédonal par kilogr.).

9 h. 47′. Début de l'injection qui dure 15″. Au commencement garde la tête élevée, puis l'étend à terre.

10 h. 14′. Sommeille.

10 h. 34′. Dort. Conserve les positions qu'on lui donne.

11 h. 26′. Dort profondément, paupières closes. Réflexe cornéen aboli.

11 h. 50′. Dort profondément.

2 heures après-midi. Réveillé.

### *Expérience XVI.*

30 juillet 1901. Lapin B : 2065 gr. Reçoit dans la veine de l'oreille 10,3 cc. de solution d'hédonal à 1 °/₀. Soit 0 gr. 103 milligr. d'hédonal (0,05 gr. d'hédonal par kilogr.).

3 h. 48′. Début de l'injection qui dure 20″.

Avant l'injection, à 3 h. 30′, respirations : 140 par minute.

Immédiatement après l'injection, à 3 h. 49′, respirations : 90 par minute, l'animal est tranquille.

3 h. 50′. Le museau touche la table, l'animal se couche sur le flanc.

3 h. 52′. Dort bien.

4 h. 15′. Dort profondément.

4 h. 20′. Dort toujours.

### *Expérience XVII.*

5 août 1901. Lapin C : 2340 gr. Reçoit dans la veine de l'oreille 12,8 cc. de solution d'hédonal à 1 °/₀. Soit 0 gr. 128 milligr. d'hédonal (0,055 gr. d'hédonal par kilogr.).

9 h. 50′. Début de l'injection qui dure 50″. Immédiatement après l'injection, l'animal se couche, la tête à terre, corps allongé.

10 h. 7′. Sommeil qui s'accentue de plus en plus.

10 h. 36′. Dort profondément.

11 h. 46′. Dort toujours.

2 heures après-midi. Réveillé.

*Expérience XVIII.*

30 juillet 1901. Lapin C : 2070 gr. Reçoit dans la veine de l'oreille 11,3 cc. de la solution d'hédonal à 1 %. Soit 0 gr. 113 milligr. d'hédonal (0,055 gr. d'hédonal par kilogr.).

3 h. 18′. Début de l'injection qui dure 25″. Immédiatement après l'injection, l'animal se couche, le museau à terre, le corps allongé. Garde toutes les positions qu'on lui donne. Lorsqu'on lui pince l'oreille, il réagit.

3 h. 30′. Respirations : 44 par minute. Dort.

4 h. 20′. Dort toujours.

*Expérience XIX.*

5 août 1901. Lapin E : 2340 gr. Reçoit dans la veine de l'oreille 14,0 cc. de la solution d'hédonal à 1 %. Soit 0 gr. 140 milligr. d'hédonal (0,06 gr. d'hédonal par kilogr.).

9 h. 38′. Début de l'injection qui dure 1′5″. Immédiatement après l'injection, l'animal se couche sur le flanc gauche.

10 h. 36′. Dort.

11 h. 46′. Dort encore.

2 heures après-midi. Réveillé.

*Expérience XX.*

5 août 1901. Lapin F : 1600 gr. Reçoit dans la veine de l'oreille 10,4 cc. de la solution d'hédonal à 1 %. Soit 0 gr. 104 milligr. d'hédonal (0.065 gr. d'hédonal par kilogr.).

9 h. 33′. Début de l'injection qui dure 45″. Immédiatement après l'injection l'animal se couche sur le flanc.

9 h. 50′. Dort profondément.

10 h. 30′. Dort.

11 h. 46′. Dort.

2 heures après-midi. Réveillé.

### *Expérience XXI.*

29 juillet 1901. Lapin A : 1985 gr. Reçoit dans la veine de l'oreille 13,4 cc. de la solution d'hédonal à 1 %. Soit 0 gr. 134 milligr. d'hédonal (0,067 gr. d'hédonal par kilogr.).

3 h. 20′. Début de l'injection qui dure 25″. Immédiatement après l'injection l'animal se couche et s'endort.

3 h. 40′. Dort bien.

3 h. 50′. Dort. L'animal est excitable, réagit au pincement.

3 h. 55′. On transporte le lapin sur une autre table; il se réveille légèrement mais se rendort bientôt.

### *Expérience XXII.*

5 août 1901. Lapin A : 1855 gr. Reçoit dans la veine de l'oreille 12,9 cc. de la solution d'hédonal à 1 %. Soit 0 gr. 129 milligr. d'hédonal (0,07 gr. d'hédonal par kilogr.).

9 h. 41′. Début de l'injection qui dure 40″. Immédiatement après l'animal se couche sur le flanc.

10 h. 9′. Dort. L'animal est excitable.

11 h. 26′. Dort profondément.

11 h. 46′. Dort.

### *Expérience XXIII.*

8 août 1901. Lapin A : 1710 gr. Reçoit dans la veine de l'oreille 13,6 cc. de la solution d'hédonal à 1 %. Soit 0 gr. 136 milligr. d'hédonal (0,08 gr. d'hédonal par kilogr.).

10 h. 20′. Début de l'injection qui dure 45″. A la fin de l'injection l'animal se couche.

10 h. 30′. Dort.

11 h. 15′. Dort bien. Paupières demi-closes.

11 h. 30′. Dort profondément.

*Expérience XXIV.*

6 août 1901. Lapin G : 1870 gr. Reçoit dans la veine de l'oreille 16,8 cc. de la solution d'hédonal à 1 %. Soit 0 gr. 168 milligr. d'hédonal (0,09 gr. d'hédonal par kilogr.).

L'injection dure 1′30″.

30″ après l'injection l'animal se couche et s'endort.

*Expérience XXV.*

25 septembre 1901. Lapin H : 2040 gr. Reçoit dans la veine de l'oreille 20 cc. de la solution d'hédonal à 1 %. Soit 0 gr. 20 d'hédonal (0,098 gr. d'hédonal par kilogr.).

Immédiatement après l'injection l'animal se couche et s'endort. Respirations : 48 par minute.

4 h. 35′. Dort profondément. Paupières closes. Respirations : 35 par minute. Quand on l'excite il ne réagit pas.

4 h. 50′. Si on l'excite fortement il lève la tête, fait quelques mouvements désordonnés et se rendort bientôt.

Lendemain à 2 h. 15′. Torpeur.

*Expérience XXVI.*

8 août 1901. Lapin F : 1510 gr. Reçoit dans la veine de l'oreille 15,1 cc. de la solution d'hédonal à 1 %. Soit 0 gr. 151 milligr. d'hédonal (0,10 gr. d'hédonal par kilogr.).

10 h. 36′. Début de l'injection qui dure 1′. Immédiatement après l'injection l'animal tombe et s'endort.

11 h. 16′. Dort profondément. Paupières demi-closes.

11 h. 46′. Dort profondément.

*Expérience XXVII.*

8 août 1901. Lapin G : 1815 gr. Reçoit dans la veine de l'oreille 21,7 cc. de la solution d'hédonal à 1 %. Soit 0 gr. 217 milligr. d'hédonal (0.12 gr. d'hédonal par kilogr.).

Immédiatement après l'injection l'animal s'endort.

Anesthésie profonde.

11 h. 45′. Dort profondément. Paupières ouvertes.

*Expérience XXVIII.*

25 septembre 1901. Lapin I : 2005 gr. Reçoit dans la veine de l'oreille 30,0 cc. de la solution d'hédonal à 1 %. Soit 0 gr. 300 milligr. d'hédonal (0.15 gr. d'hédonal par kilogr.).

Immédiatement après l'injection l'animal tombe sur le côté.

5 h. Dort profondément. Couché sur le flanc. Respirations 72 par minute.

5 h. 10′. Placé sur le dos il conserve cette position.

Lendemain à 2 h. Couché. Torpeur. Lorsqu'on l'oblige à marcher, on constate que ses mouvements sont maladroits.

*Expérience XXIX.*

1er octobre 1901. Lapin K : 1950 gr. Reçoit dans la veine de l'oreille 31.2 cc. de la solution d'hédonal à 1 %. Soit 0 gr. 312 milligr. d'hédonal (0.16 gr. d'hédonal par kilogr.).

4 h. 10′. Avant l'injection : Température rectale 38°6; respirations : 108 par minute.

4 h. 27′. Début de l'injection. Immédiatement après l'injection l'animal se couche sur le flanc, le corps allongé. Si on le renverse sur le dos, il conserve cette position.

4 h. 36′. Dort profondément. Respirations : 42 par minute. Température rectale 38°2.

4 h. 45′. Réflexe cornéen disparu. Dort profondément, la pointe de la langue hors la bouche. Les paupières se ferment de plus en plus.

4 h. 51′. Dort profondément. Température rectale 37°2. Lorsqu'on appuie sur l'une des pattes, on détermine des secousses réflexes des membres. Lorsqu'on pince la patte, l'animal la retire. En couchant le lapin sur le côté, on fait apparaître du tremblement dans la patte qui reste sans appui ; ce tremblement se propage à la moitié correspondante du thorax.

5 h. 20′. Température rectale 37°3. L'animal dort profondément.

5 h. 30′. On transporte le lapin dans sa cage, il n'oppose aucune résistance, dort.

Lendemain 4 h. 30′. L'animal est réveillé. Lorsqu'on l'oblige à marcher, il se déplace avec maladresse. Torpeur. Température rectale 37°7.

### *Expérience XXX.*

2 octobre 1901. Lapin L : 1750 gr. Reçoit dans la veine de l'oreille 29,7 cc. de la solution d'hédonal à 1 %. Soit 0 gr. 297 milligr. d'hédonal (0.17 gr. d'hédonal par kilogr.).

5 h. 21′. Avant l'injection. Respirations : 90 par minute. Température rectale 37°95.

5 h. 50′. Après l'injection. Respirations : 30 par minute. Dort profondément.

6 h. 5′. Température rectale 35°. Conserve les positions qu'on lui donne. Dort profondément. Globe oculaire mou.

### *Expérience XXXI.*

28 septembre 1901. Lapin I : 1835 gr. Reçoit dans la veine de l'oreille 33,2 cc. de la solution d'hédonal à 1 %. Soit 0 gr. 332 milligr. d'hédonal (0.18 gr. d'hédonal par kilogr.).

Immédiatement après l'injection l'animal meurt.
Autopsie. Au cœur rien de particulier.

*Expérience XXXII.*

28 septembre. 1901. Lapin H: 1845 gr. Reçoit dans la veine de l'oreille 36,9 cc. de la solution d'hédonal à 1 %. Soit 0 gr. 369 milligr. d'hédonal (0.20 gr. d'hédonal par kilogr.).

Immédiatement après l'injection l'animal meurt.

Autopsie. Au cœur rien de particulier.

---

De ces essais nous pouvons conclure que la dose hypnotique d'hédonal pour le lapin est de 0 gr. 05 centigr. par kilogr. On pourrait même dire à la rigueur: 0 gr. 04 centigr., surtout si l'on considère qu'avec 0 gr. 05 centigr. on observe parfois la disparition du réflexe cornéen, ce qui indique que l'on atteint la dose anesthésique. Mais d'autre part, avec 0 gr. 04 centigr. l'effet hypnotique n'est pas toujours net.

La dose mortelle est 0 gr. 18 centigr. par kilogr. d'animal.

Le rapport entre la dose hypnotique et la dose mortelle est donc $\frac{0,05}{0,18} = \frac{1}{3,6}$.

### b) Étude des effets cardiovasculaires de la dose hypnotique d'hédonal.

Une fois la dose hypnotique déterminée, nous avons fait avec cette dose des expériences avec inscription au kymographion de Ludwig pour examiner les modifications qu'elle imprimait aux battements du cœur, à l'état de la pression sanguine et à la respiration.

*Expérience XXXIII.*

Lapin de 1790 gr. Reçoit dans la veine de l'oreille 8,9 cc. de la solution d'hédonal à 1 %. Soit 0 gr. 089 milligr. d'hédonal (0,05 gr. d'hédonal par kilogr.).

L'animal est fixé sur le plateau de Malassez; la carotide gauche est mise en communication avec le manomètre du kymographion de Ludwig. Le lapin est en outre muni des pelotes du pneumographe de Marey.

| Temps | Pression sanguine en mm. de Hg | Nombre des pulsations par minute | Nombre des respirations par minute | |
|---|---|---|---|---|
| 4 h. 21′ | 104 | 279 | 45 | |
| 30′ | 98 | 300 | 48 | |
| 35′ | 92 | | | |
| 37′ | 90 | | 45 | |
| 39′ | 90 | | 45 | |
| 43′ | 102 | 303 | 48 | Début de l'injection. |
| 45′ | 70 | 240 | 45 | Fin de l'injection. |
| 51′ | 100 | 282 | 42 | |
| 53′ | | | | Le réflexe cornéen disparaît. |
| 54′ | 102 | 294 | 39 | |
| 58′ | 104 | | 42 | |
| 5 h. 13′ | 104 | | | |
| 26′ | 90 | | 36 | |
| 42′ | 104 | 249 | 36 | Les pulsations deviennent plus énergiques. |

*Expérience XXXIV.*

Lapin de 2205 gr. Reçoit dans la veine de l'oreille 11,0 cc. de la solution d'hédonal à 1 %. Soit 0 gr. 110 milligr. d'hédonal (0,05 gr. d'hédonal par kilogr.).

L'animal est préparé comme pour l'expérience précédente.

| Temps | Pression sanguine en mm. de Hg | Nombre des pulsations par minute | Nombre des respirations par minute | |
|---|---|---|---|---|
| 4 h. 7′ | 88 | 210 | 48 | |
| 8′ | 90 | 210 | 51 | |
| 15′ | 92 | | 45 | |
| 16′ | 98 | | | |
| 18′ | | | | Début de l'injection. |
| 20′ | | | | Fin de l'injection. |
| 23′ | 94 | 213 | 33 | |
| 30′ | 92 | 192 | 33 | Le réflexe cornéen disparait. |
| 36′ | 94 | 186 | 30 | L'animal dort. |
| 39′ | 88 | 204 | 36 | |
| 45′ | 100 | 189 | 33 | |
| 46′ | 90 | 192 | 33 | |
| 5 h. 30′ | 92 | 198 | 39 | L'animal dort. Lorsqu'on lui pince la patte, il réagit. |
| 34′ | 92 | 198 | 39 | |
| 5 h. 41′ | 92 | 201 | 42 | L'animal dort. |
| 44′ | 92 | 198 | 42 | |
| 53′ | 90 | 201 | 39 | |
| 58′ | 94 | 195 | 39 | |
| 6 h. 4′ | 96 | 195 | 39 | |
| 7′ | 96 | 192 | 39 | |
| 9′ | 96 | 189 | 39 | |
| 10′ | | | | On prend le zéro manométrique. |
| 12′ | | | 39 | L'animal s'agite. |

Nous voyons donc que *la dose efficace* (hypnotique) *d'hédonal n'abaisse pas la pression sanguine. Les pulsations ne diminuent pas de nombre, ou cette diminution est si peu considérable qu'on doit l'attribuer au repos que procure le sommeil. La respiration est légèrement ralentie.*

## CHAPITRE III

### Effets comparatifs du chloral employé à dose hypnotique.

Il était intéressant de faire avec l'hydrate de chloral des expériences comparatives à celles que nous avions entreprises avec l'hédonal et que nous avons dû rapporter en dernier lieu : ceci afin de pouvoir établir si une de ces deux substances présente quelques avantages sur l'autre.

#### a) Détermination de la dose hypnotique et de la dose toxique d'hydrate de chloral administré par voie veineuse.

Impens[1] dans son travail sur le chlorétone a établi, pour le chloral, le rapport de la dose efficace à la dose toxique. Mais comme il procédait par ingestion, et que la plupart de nos expériences avaient été faites en utilisant l'injection intravasculaire, nous avons dû reprendre expérimentalement l'étude de ce côté de la question en utilisant des solutions à 1 % et à 4 % d'hydrate de chloral et en les faisant pénétrer, comme tout à l'heure les solutions d'hédonal, par la veine auriculaire.

*Expérience XXXV.*

22 octobre 1901. Lapin M : 1460 gr. Reçoit dans la veine de l'oreille 14,6 cc. de la solution d'hydrate de chloral à 1 %. Soit 0 gr. 146 milligr. d'hydrate de chloral (0 gr. 10 d'hydrate de chloral par kilogr.).

[1] Impens (E). Le chlorétone. *Archives internationales de Pharmacodynamie et de Thérapie.* 1901. Volume VIII, fascicule I et II, p. 77-100.

4 h. 5'. Début de l'injection. A la fin de l'injection l'animal semble affaissé.

4 h. 15'. Sommeille.

4 h. 20'. Respiration : 36 par minute. Le réflexe cornéen persiste. Si on met l'animal sur le dos il résiste : mais en procédant doucement on réussit à lui faire garder quelque temps cette position.

5 h. 10'. Sommeille.

5 h. 30'. Se lève sur ses pattes.

5 h. 50'. Complètement réveillé.

*Expérience XXXVI.*

8 octobre 1901. Lapin M : 1560 gr. Reçoit dans la veine de l'oreille 0 gr. 171 milligr. d'hydrate de chloral en solution à 4 %
(0 gr. 11 d'hydrate de chloral par kilogr.).

3 h. 30'. Début de l'injection.

3 h. 40. Sommeille.

4 h. Dort légèrement. Conserve les positions données.

4 h. 12'. Sommeille.

4 h. 25'. Réveillé.

*Expérience XXXVII.*

12 octobre 1901. Lapin L : 1635 gr. Reçoit dans la veine de l'oreille 19.6 cc. de la solution d'hydrate de chloral à 1 %. Soit 0 gr. 196 milligr. d'hydrate de chloral (0 gr. 12 d'hydrate de chloral par kilogr.).

3 h. 45'. Début de l'injection. Immédiatement après l'injection l'animal ne dort pas.

3 h. 50'. Sommeille. Conserve les positions qu'on lui donne. Le réflexe cornéen est très diminué. Réflexe rotulien un peu exagéré.

4 h. Dort bien.

4 h. 10′. Dort bien. Le museau touche la table. Paupières demi-closes. Respirations : 28 par minute. Lorsqu'on le renverse sur le dos, il continue à dormir dans cette position.

4 h. 15′. Dort profondément.

4 h. 25′. Dort. Respirations : 36 par minute.

4 h. 50′. Dort. On le transporte dans sa cage, il n'oppose aucune résistance. Continue à dormir.

### *Expérience XXXVIII.*

8 août 1901. Lapin E : 2270 gr. Reçoit dans la veine de l'oreille 8.5 cc. de la solution d'hydrate de chloral à 4 °/₀. Soit 0 gr. 34 centigr. d'hydrate de chloral (0 gr. 15 d'hydrate de chloral par kilogr.).

10 h. 14′. Début de l'injection, pendant laquelle l'animal se débat, pousse des cris.

10 h. 16′. Dort bien. Tombe de la table, fait quelques mouvements, mais se rendort bientôt. Yeux ouverts.

10 h. 30. Dort profondément.

Midi. Dort.

### *Expérience XXXIX.*

8 août 1901. Lapin D : 1865 gr. Reçoit dans la veine de l'oreille 0 gr. 373 milligr. d'hydrate de chloral en solution à 4 °/₀ (0 gr. 20 d'hydrate de chloral par kilogr.).

10 h. 9′. Début de l'injection qui dure 45″. Pendant l'injection l'animal se débat, se frotte le bout du museau, crie, puis se couche sur le flanc.

10 h. 20′. Dort profondément. Fort myosis.

11 h. 20′. Dort. Yeux ouverts.

11 h. 50′. Dort.

*Expérience XL.*

8 août 1901. Lapin B : 1790 gr. Reçoit dans la veine de l'oreille 0 gr. 447 milligr. d'hydrate de chloral en solution à 4 %₀ (0.25 gr. d'hydrate de chloral par kilogr.).

10 h. Début de l'injection qui dure 45″. Pendant l'injection l'animal se débat, pousse des cris, puis se couche sur le flanc.

10 h. 10′. Dort profondément. Salive.

11 h. 55′. Dort.

*Expérience XLI.*

8 août 1901. Lapin C : 2105 gr. Reçoit dans la veine de l'oreille 0 gr. 631 milligr. d'hydrate de chloral en solution à 4 % (0.30 gr. d'hydrate de chloral par kilogr.).

9 h. 55′. Début de l'injection qui dure 1′ 20″. Pendant l'injection grande excitation : l'animal crie, se débat, puis tombe sur le flanc. Réflexe cornéen aboli.

11 h. 25′. Dort profondément. Paupières closes.

11 h. 50′. Dort profondément.

*Expérience XLII.*

Lapin K : 1970 gr. Reçoit dans la veine de l'oreille 1 gr. 142 milligr. d'hydrate de chloral en solution à 4 % (0.58 gr. d'hydrate de chloral par kilogr.).

4 h. 45′. Début de l'injection. Immédiatement après l'injection l'animal se couche. Le museau touche la table.

4 h. 50′. Dort profondément. Respirations : 40 par minute.

5 h. Dort profondément. Paupières demi-closes. Perte du réflexe cornéen. Respirations : 40 par minute. Température rectale 36° 4.

5 h. 45′. Dort profondément. Respirations : 34 par minute.

5 h. 50′. Transporté dans sa cage. Dort toujours profondément. Le lendemain à midi, est réveillé.

*Expérience XLIII.*

5 octobre 1901. Lapin L : 1690 gr. Reçoit dans la veine de l'oreille 1 gr. 014 milligr. d'hydrate de chloral en solution à 4 % (0,60 gr. d'hydrate de chloral par kilogr.).

4 h. 8′. Début de l'injection, pendant laquelle l'animal se débat, pousse des cris.

4 h. 10′. Dort profondément.

4 h. 12. Mort. Pupilles non rétrécie, yeux ouverts.

Autopsie. Rien de particulier.

*Expérience XLIV.*

24 octobre 1901. Lapin L : 1525 gr. Reçoit dans la veine de l'oreille 91,5 cc. de la solution d'hydrate de chloral à 1 %. Soit 0 gr. 915 milligr. d'hydrate de chloral (0,60 gr. d'hydrate de chloral par kilogr.).

3 h. 15′ Début de l'injection. L'animal se couche.

3 h. 20′. Tremblements dans la tête. Respiration très superficielle. Exophtalmos. Rétrécissement pupillaire.

3 h. 22′. Tremblements. Cyanose. On ne voit plus de respiration thoracique.

3 h. 33′. Mort.

3 h. 45′. Ouverture du thorax. Cœur arrêté en diastole.

*Expérience XLV.*

2 décembre 1901. Lapin : 1790 gr. Reçoit dans la veine de l'oreille 105,6 cc. de la solution d'hydrate de chloral à 1 %. Soit 1 gr. 0,56 milligr. d'hydrate de chloral (0.59 gr. d'hydrate de chloral par kilogr.).

Au début de l'injection la respiration s'accélère, puis se ralentit. Vers la fin de l'injection la respiration est lente et saccadée.

L'animal meurt quelques minutes après la fin de l'injection.

---

La dose efficace d'hydrate de chloral pour le lapin est donc : 0 gr. 12 centigr. par kilogr. et la dose mortelle : 0 gr. 59 centigr. par kilogr.

Nous avons vu que ces mêmes doses étaient pour l'hédonal, respectivement 0 gr. 05 centigr. et 0 gr. 18 centigr.

*Chez le lapin :* l'hédonal est donc 2,4 fois aussi actif que l'hydrate de chloral et 3,27 fois aussi toxique.

Le rapport entre la dose efficace et la dose mortelle est pour l'hydrate de chloral $\frac{12}{59} = \frac{1}{4,9}$ ; pour l'hédonal $\frac{5}{18} = \frac{1}{3,6}$.

Si, en matière de toxicité brute, on pouvait conclure directement du lapin à l'homme, l'hédonal semblerait plutôt inférieur à l'hydrate de chloral, en ce sens que si son action hypnotique s'établit sous l'influence de doses moindres, il empoisonne à dose moindre aussi. Et le rapport de la dose médicamenteuse à la dose toxique semble attribuer à l'hédonal une zone maniable moins étendue que celle du chloral.

*b)* COMPARAISON ENTRE LES EFFETS CARDIOVASCULAIRES DU CHLORAL ET CEUX DE L'HÉDONAL EMPLOYÉS A DOSE HYPNOTIQUE.

Il nous paraît que le côté de la question que nous venons de résoudre n'est point le plus intéressant qu'il y ait à considérer. Comme nous l'avons dit, ce que nous avons cherché à établir c'est *si, à dose hypnotique, l'hédonal atteignait le cœur et les vaisseaux avec une intensité comparable à celle du chloral.*

Or, en comparant à ce point de vue les résultats de l'expérience suivante, dans laquelle nous avons utilisé l'hydrate de chloral, avec ceux des expériences que nous avons faites dans les mêmes conditions en employant l'hédonal, on se convaincra facilement que les avantages sont en faveur de ce dernier.

*Expérience XLVI.*

Lapin de 1815 gr. Reçoit dans la veine de l'oreille 21,8 cc. de la solution d'hydrate de chloral à 1 %. Soit 0 gr.218 milligr. d'hydrate de chloral (0 gr. 12 centigr. d'hydrate de chloral par kilogr.). Le lapin a survécu.

L'animal est fixé sur le plateau de Malassez. La carotide est mise en communication avec le manomètre du kymographion de Ludwig. Le lapin est muni des pelottes du pneumographe de Marey pour enregistrer en même temps la respiration.

| Temps | Pression sanguine en mm. de Hg | Nombre des pulsations par minute | Nombre des respirations par minute | |
|---|---|---|---|---|
| 4 h. 10′ | 66 | | 54 | |
| 12′ | 68 | 267 | 51 | |
| 16′ | 66 | 261 | 57 | Injection de 15 cc. |
| 18′ | 65 | 213 | 51 | L'amplitude des pulsations est devenue plus grande. |
| 19′ | 64 | 183 | 48 | Fin de cette Ire injection. |
| 19′30″ | 74 | | | |
| 20′ | 72 | | | On injecte de nouveau 6,8 cc. |
| 20′30″ | 60 | | | |
| 21′ | 66 | 201 | 42 | Fin de la IIme injection. |
| 22′ | 58 | 228 | 42 | |
| 24′ | 54 | 234 | 42 | Les pulsations diminuent d'énergie. |
| 25′ | 52 | 231 | 42 | |

| Temps | Pression sanguine en mm. de Hg | Nombre des pulsations par minute | Nombre des respirations par minute | |
|---|---|---|---|---|
| 4 h. 28′ | 50 | 231 | 39 | Disparition du réflexe cornéen. |
| 30′ | 50 | 231 | 42 | L'animal dort bien et continue à dormir jusqu'à 7 h. 20′. |
| 32′ | 48 | 231 | 42 | |
| 34′ | 48 | 225 | 42 | |
| 36′ | 44 | 225 | 42 | |
| 46′ | 46 | 225 | 42 | |
| 48′ | 44 | 225 | 42 | |
| 58′ | 44 | 219 | 39 | |
| 5 h. | 46 | 219 | 42 | |
| 6′ | 40 | 213 | 39 | |
| 8′ | 44 | 213 | 39 | |
| 18′ | 48 | 210 | 36 | |
| 20′ | 44 | 210 | 36 | |
| 28′ | 50 | 208 | 33 | |
| 30′ | 50 | 201 | 33 | |
| 38′ | 50 | 198 | 30 | |
| 55′ | 50 | 189 | 27 | |
| 6 h. | 50 | 183 | 27 | |
| 6′ | 44 | 183 | 27 | |
| 18′ | 40 | 171 | 30 | |
| 26′ | 40 | 165 | 27 | |
| 38′ | 38 | 162 | 24 | |
| 7 h. | 34 | 150 | 24 | |

7 h. 10′. On lie la carotide et on la sectionne entre deux ligatures.

7 h. 20′. On détache l'animal. Le réflexe cornéen reparaît.

7 h. 25′. L'animal est reveillé, et s'agite.

Dans cette expérience nous constatons que *la dose efficace (hypnotique) d'hydrate de chloral abaisse considérablement la pression sanguine. Le nombre des pulsations diminue. La respiration est considérablement ralentie.*

Nous avons fait une expérience analogue (Exp. XLVII) avec une dose d'hydrate de chloral moins forte et faisant à peine dormir; et néanmoins nous avons constaté que l'abaissement de la pression sanguine était encore considérable.

Or, nous avons vu que *la dose efficace (hypnotique) d'hédonal n'abaisse pas la pression sanguine, ne change pas le rythme cardiaque, et ne ralentit que légèrement la respiration.*

En outre, grâce à l'obligeance de M. Nutritziano, nous avons pu comparer avec les tracés que nous a donnés l'hédonal, ceux que notre collègue a obtenus avec le chloral au cours de son travail encore inédit sur le dormiol. Nous avons pu constater encore ici que, à doses d'efficacité égale, l'abaissement de la pression sanguine qui se produit sous l'influence de l'hydrate de chloral est plus considérable que celui auquel l'hédonal donne lieu.

Tout cela nous indique que *par rapport au cœur, l'hédonal présente des avantages sur l'hydrate de chloral.*

---

## CONCLUSIONS

1°. A dose simplement hypnotique l'hédonal n'abaisse pas la pression sanguine. Cet abaissement apparaît lorsque la dose employée produit l'anesthésie (disparition du réflexe cornéen). Elle va ensuite s'accentuant.

2°. Les doses hypnotiques d'hédonal ne modifient pas le rythme cardiaque. Le ralentissement du cœur ne se manifeste que sous l'influence de doses considérables, déjà toxiques.

3°. L'hédonal ne paraît pas jouir des propriétés irritantes qui distinguent le chloral; car, en injection intravasculaires, il ne donne lieu à aucun mouvement de défense: l'animal s'endort tranquillement. Avec le chloral, le lapin s'agite habituellement pendant l'injection.

4°. Le rapport de la dose efficace (hypnotique) à la dose toxique, quand on procède par injection intraveineuse, est:

$$\text{pour l'hédonal } \frac{1}{3.6};$$

$$\text{pour le chloral } \frac{1}{4.9}.$$

Au point de vue de l'étendue de la zone maniable, l'hédonal paraît donc légèrement inférieur au chloral.

5°. Il n'en reste pas moins que le cœur et les vaisseaux paraissent influencés moins fâcheusement par une dose hypnotique d'hédonal que par une dose de chloral équivalente quant à son action thérapeutique.

A ce point de vue, par conséquent, le nouveau médicament nous semble recommandable.

# TABLE DES MATIÈRES

## PREMIÈRE PARTIE



## DEUXIÈME PARTIE

www.ingramcontent.com/pod-product-compliance
Lightning Source LLC
LaVergne TN
LVHW020035170826
845678LV00001B/260

* 9 7 8 2 3 2 9 6 9 6 3 9 3 *